AF502999

FACULTÉ DE MÉDECINE DE PARIS. N° 144.

THÈSE

POUR

LE DOCTORAT EN MÉDECINE,

Présentée et soutenue le 21 *juin* 1858,

Par Ernest BERCHON,

né à Cognac (Charente),

Chirurgien de 1re Classe de la Marine impériale.

RELATION MÉDICALE

D'UNE CAMPAGNE AUX MERS DU SUD.

Le Candidat répondra aux questions qui lui seront faites sur les diverses parties de l'enseignement médical.

PARIS.

RIGNOUX, IMPRIMEUR DE LA FACULTÉ DE MÉDECINE,

rue Monsieur-le-Prince, 31.

1858

1858. — Berchon.

FACULTÉ DE MÉDECINE DE PARIS.

Professeurs.

M. P. DUBOIS, DOYEN. MM.

Anatomie	....
Physiologie	BÉRARD.
Physique médicale	GAVARRET.
Histoire naturelle médicale	MOQUIN-TANDON.
Chimie organique et chimie minérale	WURTZ.
Pharmacie	SOUBEIRAN.
Hygiène	BOUCHARDAT, Président.
Pathologie médicale	DUMÉRIL. N. GUILLOT.
Pathologie chirurgicale	J. CLOQUET. DENONVILLIERS.
Anatomie pathologique	CRUVEILHIER.
Pathologie et thérapeutique générales	ANDRAL.
Opérations et appareils	MALGAIGNE.
Thérapeutique et matière médicale	GRISOLLE.
Médecine légale	ADELON.
Accouchements, maladies des femmes en couches et des enfants nouveau-nés	MOREAU.
Clinique médicale	BOUILLAUD. ROSTAN. PIORRY, Examinateur. TROUSSEAU.
Clinique chirurgicale	VELPEAU. LAUGIER. NÉLATON. JOBERT DE LAMBALLE.
Clinique d'accouchements	P. DUBOIS.

Secrétaire, M. AMETTE.

Agrégés en exercice.

MM. ARAN.
BARTH.
BÉCLARD.
BECQUEREL.
BOUCHUT.
BROCA.
DELPECH.
DEPAUL.
FOLLIN, Examinateur.
GOSSELIN.
GUBLER.
GUENEAU DE MUSSY.
JARJAVAY.

MM. LASÈGUE.
LECONTE, Examinateur.
ORFILA.
PAJOT.
REGNAULD.
A. RICHARD.
RICHET.
ROBIN.
ROGER.
SAPPEY.
TARDIEU.
VERNEUIL.
VIGLA.

A MON PÈRE ET A MA MÈRE.

Affection profonde.

A M. LE PROFESSEUR BOUCHARDAT.

Hommage très-respectueux.

A MES AMIS DE LA CORVETTE *LA PRUDENTE* :

MM. FLAMBEAU, BRÉART, VÉRIOT,

POINTEL, TRÈVE, SAGLIO,

ET GUILLEVIN,

Lieutenants et Enseignes de Vaisseau;

SINIGRE,

Commis d'Administration.

Souvenir de leur camarade dévoué.

RELATION MÉDICALE

D'UNE CAMPAGNE

AUX MERS DU SUD.

> J'étais là, telle chose m'advint.
> (LA FONTAINE, fable 2 du liv. IX.)

L'épigraphe du titre de cette thèse me servira, je l'espère, de toute justification au sujet du choix que j'ai fait pour dissertation inaugurale de la relation médicale d'une campagne de trois années sur une corvette de la marine impériale; je crois cependant utile d'avertir, avant d'entrer en matière, que je me suis efforcé d'élaguer de mon travail tout ce qui pouvait se rapporter à l'enregistrement journalier de maladies sans importance, pour donner plus d'étendue aux considérations générales que l'étude des cas particuliers pouvait me suggérer pendant le cours de mon voyage, et pour mieux faire ressortir les conséquences naturelles que l'on pouvait en tirer dans la pratique de la médecine, à bord des navires de l'État.

J'appellerai plus spécialement l'attention sur le séjour à Rio-Janeiro et à Guayaquil, ainsi que sur l'observation chirurgicale qui termine le sixième chapitre, et m'estimerai très-heureux si ces considérations, écrites dès le retour de ma campagne et seulement annotées depuis, pouvaient être de quelque utilité aux chirurgiens destinés à naviguer dans les parages que j'ai visités.

CHAPITRE IER.

ARMEMENT A BREST

(Janvier 1851).

La Prudente, vieille et petite gabare de charge, transformée en corvette de 14 canons, entra en armement à Brest le 1er janvier 1851, et reçut pour équipage 79 hommes, dont 17 maîtres ou quartiers-maîtres et 62 matelots (8 de 1re classe, 7 de 2e, 26 de 3e, 10 apprentis marins (1), 5 novices et 10 mousses); un état-major de 10 officiers ou élèves et 10 domestiques ou surnuméraires donnaient un total général de 99 personnes.

Par suite d'ordres supérieurs, l'armement se fit en toute hâte, et, malgré le peu de longueur des jours à cette époque de l'année et les pluies qui régnèrent pendant tout le mois de janvier, la corvette put être conduite en rade trois semaines environ après la réception de l'ordre qui lui donnait pour destination la station des côtes occidentales d'Amérique.

Jusqu'à cette époque, qui constitue en réalité le point de départ, le début de l'existence toute particulière et nouvelle qui naît pour tous les habitants d'un navire de sa désignation pour une campagne lointaine, aucun des hommes du bord ne se présenta au poste des malades pour affection grave ; il n'y eut même pendant ce temps que des cas de syphilis, si nombreux dans la population flottante de nos ports de guerre, et dont la fréquence, plus grande au moment d'un départ, est facilement expliquée, mais non excusée, par les dernières folies des matelots, qui savent qu'une vie plus sévère va

---

(1) Matelots provenant du recrutement.

succéder pour eux à celle peu occupée de la cayenne (1) ou des arsenaux.

Quelques plaies, une forte contusion à la poitrine survenue chez le maître canonnier pendant l'embarquement des canons, et une fracture comminutive de l'index de la main gauche, avec issue des fragments au dehors, produite par l'écrasement entre un canot et un chaland (2) du port, furent aussi contatées, et si je les mentionne ici, c'est moins pour l'importance de ces lésions, que pour faire remarquer leur rareté assez ordinaire, malgré les travaux pénibles et les manœuvres difficiles auxquels doit se livrer chaque jour un équipage encore nouveau et peu habitué à l'esprit de communauté qui s'établira plus tard, pour l'installation complète du gréement et l'embarquement de l'artillerie, des projectiles et des rechanges de toute sorte qui doivent servir à la défense et à l'entretien du navire, comme les vivres de campagne à l'alimentation de ses habitants.

La mise en rade eut lieu le 23 janvier, et dès lors commença la vie individuelle de *la Prudente,* dont je dois nécessairement donner ici une topographie sommaire avant de parler des incidents médicaux de sa navigation, pour bien faire connaître le milieu dans lequel nous allions passer trois longues années, les ressources mises à la disposition du médecin, et le personnel qui lui était confié.

Notre corvette était loin de présenter le comfortable que l'industrie moderne et les progrès de l'hygiène introduisent peu à peu, quoique lentement, dans les constructions navales de notre temps, et M. Fonssagrives, second médecin en chef de la marine, a eu grandement raison, dans son remarquable ouvrage (3), de repré-

(1) Caserne des marins non embarqués.

(2) Large bateau plat destiné aux débarquements de troupes ou de colis.

(3) *Traité d'hygiène navale*, p. 317.

senter les navires de ce genre comme un type antihygiénique des navires de guerre.

La Prudente n'avait point de batterie et ne comprenait par suite que deux étages intérieurs principaux, l'entre-pont et la cale, communiquant assez largement avec l'air extérieur par une surface d'écoutilles ou d'ouvertures donnant un carré d'aération de $8^{m},26$; elle n'avait point de hublots traversant la muraille, mais seulement des trous percés de distance en distance dans le pont supérieur, trous qu'on ouvrait quand le temps et l'état de la mer pouvaient le permettre, et qu'on fermait le plus souvent par des verres lenticulaires fournissant seuls alors la lumière dans les chambres des officiers et certaines parties du faux-pont.

L'arrière du navire, occupé par les logements du commandant et des officiers, laissait peu à désirer (toujours relativement) sous le rapport de l'hygiène ; mais, dès qu'on pénétrait sur l'avant par les portes du carré, il était facile de constater une disproportion considérable entre l'espace consacré à l'équipage et le nombre d'hommes embarqués.

Cette partie de la corvette se trouvait en effet rétrécie soit en hauteur, par la distance des deux ponts qui ne permettait pas la station verticale, soit en largeur, par la présence de larges caisson servant à loger les sacs réglementaires des matelots, et sur l'avant et l'arrière, à conserver les provisions de campagne des officiers et des maîtres.

L'emplacement consacré aux cuisines, au four, aux chaînes, à divers rechanges, etc., diminuait encore cet espace, qui servait non-seulement de lieu de couchage, mais encore de vestiaire, de réfectoire commun, et de point de refuge, de repos ou d'abri, pour tous les hommes que le service n'appelait pas sur le pont.

Quant au poste des malades, il n'existait que d'une manière fictive dans la partie arrière de babord du faux-pont, près de deux larges armoires destinées à renfermer les vases, approvisionnements et ustensiles de la pharmacie, et permettait à peine de monter un lit de fer près des caissons d'équipage, sans obturer complétement la circulation dans cette région du navire.

Les parties basses de *la Prudente* ne présentaient pas de meilleures conditions, et la cale au vin, située à l'avant du carré, près du poste des élèves, renfermait particulièrement et presque constamment une quantité assez notable d'eau croupissante, et de temps en temps infecte, qui provenait, sans aucun doute, de filtrations permanentes à travers les murailles déjà anciennes de notre demeure.

Telle était la disposition générale de notre navire, dont il serait peu important d'indiquer ici mathématiquement les dimensions et le cube moyen d'encombrement, parce que ce modèle est aujourd'hui condamné dans notre marine, et remplacé par des constructions beaucoup mieux entendues sous le rapport de l'espace réservé à l'équipage.

Je ne donnerai point non plus la longue liste des médicaments réglementairement mis à la disposition du chirurgien au départ de France, elle comprend les principaux agents de la thérapeutique, et je ne ferai à ce sujet que deux remarques, sur l'utilité d'augmenter l'approvisionnement de certaines substances, le sulfate de quinine et le quinquina par exemple, selon la nature de la campagne, et sur le bien qui pourrait résulter pour le service, de la facilité laissée au chirurgien-major de présenter, au moment de l'armement, une courte liste supplémentaire des médicaments auxquels son expérience lui a fait reconnaître des avantages.

Les autres ressources mises au service de santé comprennent une série de conserves alimentaires, de mouton et de volaille, des aliments légers, tels que fécule, pâtes, pruneaux, raisiné, confitures, etc., qui sont en général promptement consommé, et qui constituent d'assez pauvres ressources dans les longues convalescences, ainsi que j'aurai l'occasion de le faire remarquer plus tard.

Pour l'équipage, il était composé d'hommes assez robustes, donnant une moyenne d'âge de 25 ans, et appartenant presque exclusivement aux départements du Finistère, du Morbihan et des Côtesdu-Nord, car cinq matelots seulement appartenaient au midi de la France.

CHAPITRE II.

DE FRANCE AU BRÉSIL

(**février — avril 1851**).

Les conditions fâcheuses de la période d'armement et de la rapidité qui y avait présidé s'aggravèrent pendant le séjour sur rade et les premières semaines de mer, par l'encombrement et les pluies continuelles qui n'avaient pas cessé depuis la sortie du port; et *la Prudente* prit la mer le 9 février, de concert avec le brick *le Faune* et la frégate *la Psyché*, sous le commandement de l'amiral Montagniès de la Roque, qui montait le dernier navire.

Aussi, dès les premiers jours de mer, fort rudes par suite de gros temps et de vents violents, mais heureusement favorables, s'observèrent des affections chirurgicales qui semblent avoir besoin, pour se manifester avec intensité, d'une extrême humidité jointe à une exagération de température et principalement du froid; je veux parler des abcès, phlegmons, et surtout des panaris, qui, pendant les deux premiers mois de la campagne, régnèrent d'une manière vraiment épidémique non-seulement à bord de *la Prudente*, mais encore à bord de *la Psyché* et du *Faune*, armés dans les mêmes conditions et soumis aux mêmes influences pendant la traversée de France à Rio (1).

---

(1) C'est un fait observé presque constamment au départ de Brest, même en été.

Les panaris se présentèrent dès le début de la traversée et compliquèrent presque toutes les plaies des mains, principalement les plaies contuses produites par l'instrument de voilerie nommé épissoir (1); mais plusieurs survinrent aussi sans cause appréciable. Ils offrirent pour la plupart, du reste, les caractères ordinaires de ce genre d'affections, dont le traitement uniforme consistait en incisions larges, profondes, et pratiquées de bonne heure à l'aide du bistouri, aidées de cataplasmes émollients et des frictions mercurielles, que je n'ai jamais vues faire avorter un panaris à bord, quelque soin que j'aie mis à obtenir ce résultat.

C'est surtout vers la fin de février que se montrèrent les deux cas les plus graves, qui exigèrent plusieurs mois d'exemption de service, et qui, situés l'un au pouce droit, l'autre à l'index gauche, me fournirent l'occasion de constater la gravité ordinairement moins grande des panaris du pouce relativement à ceux des autres doigts de la main, dont la solidarité n'est pas moins remarquable sous le rapport pathologique qu'au point de vue anatomique ou physiologique (2).

Parallèlement aux panaris, s'observèrent des stomatites, qui presque toutes s'accompagnèrent de plaques ulcéreuses et quelquefois gangréneuses assez étendues, mais en général confinées vers la partie postérieure du rebord alvéolaire, et dont la cause me semble devoir être rattachée aux conditions générales déjà énumérées d'humidité, d'abaissement de température et d'encombrement, ainsi que pour une plus faible part au changement d'alimentation des hommes de l'équipage, c'est-à-dire à la substitution du biscuit et des salaisons aux vivres frais, dont la consommation avait cessé pour eux peu de jours après le départ.

---

(1) Instrument conique ou pointu en fer.

(2) J'ai vu un très-grand nombre de panaris dans les pêcheries de Terre-Neuve, et ce fait m'a toujours frappé.

C'est contre ce genre d'affection, dont l'extension pourrait avoir de graves inconvénients à bord, en raison de la communauté de plat aux repas (1), que j'ai pu constater la supériorité marquée de l'emploi de l'acide chlorhydrique fumant sur celui des collutoires de miel rosat, de sulfate d'alumine et de potasse, de borax, et même sur la cautérisation à l'aide du nitrate d'argent.

Telles sont les principales affections chirurgicales du début de la campagne ; les cas de clinique interne furent moins nombreux et comprennent principalement des angines et bronchites, dont l'étiologie est toute naturelle, et un cas de pneumonie simple, à droite, promptement guérie à l'aide d'une large saignée au début et de l'émétique donné à haute dose.

L'arrivée de *la Prudente* sous les latitudes élevées servit du reste admirablement à la guérison de ces dernières maladies ; mais elle fut aussi la cause du développement d'affections d'un nouveau genre, dont l'apparition presque constante peut servir à diviser la traversée de Brest au Brésil (première étape de tout voyage au delà des grands caps) en deux parties bien distinctes, que le tropique du cancer pourrait servir à limiter d'une manière arbitraire, et dont le caractère principal se tire de la différence marquée de la température.

La rapidité avec laquelle on passe souvent alors, grâce aux vents alisés, d'un froid humide assez intense à des chaleurs de plus en plus élevées, donne assez généralement naissance à deux affections que l'on pourrait opposer aux panaris et aux bronchites de la première partie du voyage, c'est-à-dire aux furoncles et aux fièvres d'insolation, qui ont le caractère de généralité que je signalais tout à l'heure, car on en trouve des exemples dans la plupart des rapports de campagne de mes collègues de la marine.

Ces nouvelles affections régnèrent bientôt dans l'équipage, et si les premières n'offrent qu'un intérêt médiocre, vu leur bénignité

(1) Dix hommes par plat.

ordinaire et le peu d'énergie des moyens employés pour les combattre (bains, émollients, et quelquefois purgatifs); les secondes, moins nombreuses, il est vrai, doivent être surveillées avec une grande attention chez certains sujets tout particulièrement, et leur apparition habituelle me paraîtrait légitimer, dès le départ de France, la distribution de la paille destinée à la confection des chapeaux d'été des matelots, distribution qu'on n'accorde ordinairement aux équipages qu'après la première relâche, et par suite bien après l'époque de la première impression toujours dangereuse des chaleurs tropicales (1).

Ces fièvres d'insolation se montrèrent principalement aux approches de la ligne et pendant les chaleurs insupportables des jours de calme de cette région de l'Océan, et deux furent assez graves pour nécessiter l'emploi de larges saignées générales, qui mirent promptement fin aux accidents inflammatoires, sans que j'aie pu constater aucun rapport entre les symptômes observés et ceux de calenture, sur lesquels M. Leroy de Méricourt, professeur de matière médicale à l'École de médecine navale du port de Brest, a fait récemment un travail critique intéressant (2).

Là se bornerait la relation des faits médicaux de la première traversée, dont la durée fut de cinquante-cinq jours, et qui comprend la presque totalité des mois de février et de mars, et les premiers jours seulement d'avril, si je ne voulais énoncer dès ce moment un fait sans doute observé par bien des médecins de la marine, mais que je me propose de mettre en lumière, à mesure que les preuves se présenteront à mon observation; c'est que les affections du début d'un long voyage de mer sont nettement distinctes de celles du retour, en raison de l'acclimatation toute spéciale que subissent insen-

---

(1) J'ai lu depuis que le même vœu avait été formulé par M. Leroy de Méricourt (Thèses de Paris, 1853).

(2) *Archives générales de médecine.*

siblement les habitants d'un navire; j'aurai soin de revenir plus tard sur ce sujet, en indiquant les conséquences qui en découlent au point de vue de l'amélioration absolue, sinon relative, de la moyenne de la santé de l'équipage.

Une observation assez remarquable, sous un double rapport, terminera ce second chapitre: c'est celle d'une phthisie pulmonaire ayant succédé à une hémoptysie rebelle, dont la marche fut notablement accélérée par l'arrivée sous les latitudes intertropicales, fait qui vient à l'appui de l'opinion que M. Rochard, professeur de pathologie chirurgicale et de médecine opératoire de l'École de Brest, a développée dans le remarquable mémoire que l'Académie de Médecine a couronné en 1855 (1).

Nicolas, apprenti marin, âgé de 20 ans, et né dans un village du Finistère, se présenta au poste des malades, vers la fin de février, pour hémoptysie.

Cet homme, tambour à bord, et maçon avant son entrée au service, avait joui jusqu'à l'âge de 19 ans d'une santé parfaite, et nous dit n'avoir souvenir d'aucune affection de poitrine parmi les personnes de sa famille; il fut atteint pour la première fois de la maladie qui lui fait réclamer nos soins, en juin 1850, à la suite de fortes contusions à la poitrine, produites par l'éboulement d'un mur auquel il travaillait, et fut immédiatement traité et promptement guéri de cette affection à l'hôpital de la marine de Brest.

Six mois après, le 1er janvier 1851, nouvel accès d'hémoptysie plus grave à la suite d'immersion volontaire dans l'eau glaciale du port pour sauver un matelot qui se noyait, acte de courage récompensé d'une médaille honorifique, mais qui faillit enlever le malade pendant un nouveau séjour à l'hôpital.

De nouveau rétabli, Nicolas embarque sur *la Prudente* et éprouve

---

(1) J. Rochard, *Influence de la navigation et des pays chauds sur la marche de la phthisie* (*Mém. de l'Académ. de méd.*, t. XX, p. 75; Paris, 1856).

de l'oppression dès l'arrivée de la corvette sur les côtes du Portugal, mais il ne se présente à nous que vers les Canaries, à la suite d'une troisième expuition de sang qui fut peu abondante cette fois, mais qui s'accompagna d'un état fébrile faible d'abord, mais persistant, et plus tard de diarrhée et de sueurs nocturnes, malgré l'usage des préparations de fer et de quinquina, des boissons tempérantes, du repos et des raffraîchissements possibles à bord.

L'auscultation et la percussion indiquaient du reste des traces irrécusables d'une tuberculisation, dont les progrès furent rapides sous l'influence des chaleurs de la ligne, et qui exigèrent d'abord la mise à terre du malade à Rio, puis son renvoi en France, où Nicolas ne tarda pas à succomber.

CHAPITRE III.

UN MOIS DE SÉJOUR A RIO-JANEIRO; ÉPIDÉMIE DE FIÈVRE JAUNE.

Le premier fait qui signala notre arrivée dans la rade de Rio (6 avril 1851) fut l'empoisonnement d'un assez grand nombre de matelots des divers navires de la division par des moules récoltées autour d'un îlot sur lequel les officiers chargés des montres allaient chaque matin faire leurs observations astronomiques. Cet accident est assez fréquent sur les côtes du Brésil, si l'on en croit l'amiral Roussin, qui, dans ses instructions pour la navigation de ces parages, conseille d'écarter complétement de la nourriture des équipages tous les coquillages recueillis sur les fonds des rades, et de défendre, mais d'une manière moins formelle, la vente du poisson lui-même, «peut-être dangereux par suite du grand nombre de navires doublés en cuivre qui fréquentent Rio »(1) ; étiologie fort hypothétique, à notre avis, des empoisonnements observés, qui trouveraient bien plutôt leur raison d'être dans les phénomènes encore peu précis de l'époque et de la durée de la fécondation ou du frai de ces animaux.

Cinq hommes de *la Prudente* entrèrent au poste pour cette cause, avec prédominance des désordres de l'appareil digestif, compliqués chez deux d'entre eux seulement de symptômes nerveux plus graves, tels que délire, soubresaut de tendons, refroidissement marqué des extrémités, pouls misérable et irrégulier; néanmoins, sous l'influence des émétiques, des lavements laxatifs, et surtout de l'administration de l'éther, ces accidents se calmèrent assez rapidement, et le retour de cas semblables fut prévenu par la défense formelle de l'amiral de laisser introduire à bord des navires de la division aucune substance alimentaire sans visite préalable d'un des chirurgiens de garde.

Le même ordre renfermait aussi diverses prescriptions inspirées par le chirurgien en chef de la division, et destinées à préserver nos équipages des ravages que la fièvre jaune faisait principalement parmi les matelots des nombreux navires du commerce mouillés en petite rade; elles tendaient toutes soit à protéger les hommes du pont contre l'impression fâcheuse des rayons solaires pendant les heures de chaleur du jour par l'établissement régulier des tentes et la cessation des exercices; soit à diminuer, autant que possible, les communications avec la terre ; mais, malgré la stricte observance de ces sages mesures, l'épidémie ne tarda pas à gagner les navires de l'escadre, auxquels s'étaient jointes la corvette *l'Indienne* et la canonnière *l'Alouette,* tout récemment décimée par le fléau.

Je n'ai point à tracer ici l'histoire de l'origine et du développement de la fièvre jaune au Brésil et de sa première apparition à

(1) *Pilote du Brésil*, p. 91 ; 1827.

Rio-Janeiro, épargnée jusqu'au mois de janvier 1850 (1); ce serait sortir des bornes que je me suis imposées dans ce travail; mon rôle sera plus modeste et j'essayerai seulement de donner ici une idée sommaire de l'épidémie de notre division, sur laquelle aucun document n'a encore paru, en faisant ressortir ce qu'elle a présenté de plus remarquable et en insistant sur quelques points de l'histoire générale de la fièvre jaune, sujet de tant de controverses anciennes et récentes dans lesquelles il pourrait sembler téméraire d'entrer si l'on pouvait oublier qu'il est de devoir, pour le médecin, de rendre compte de tous les faits qu'il observe, sauf à la science de réviser les conclusions qu'il en tire.

Les cinq navires de notre division navale étaient mouillés entre le débarcadère ordinaire de Rio et la baie de Bon-Voyage, et par suite assez éloignés de la partie de la rade qu'abrite l'île das Cobras et dans laquelle mouillent de préférence les navires de commerce; ils se trouvaient ainsi un peu en dehors du foyer principal de la fièvre qui avait commencé ses ravages en petite rade pour s'étendre ensuite progressivement et successivement dans presque tous les quartiers de la ville; ils recevaient aussi de bonne heure et avant les points contaminés l'influence bienfaisante de la brise du large, qui se lève assez régulièrement de dix heures à midi, et vient tempérer les chaleurs étouffantes du milieu de la journée.

Néanmoins la fièvre apparut bientôt à bord, et même plus rapidement qu'on ne l'observe d'ordinaire sur les navires qui viennent d'Europe dans les ports où cette affection est endémique.

Le premier cas fut en effet constaté dans la nuit du 9 avril, quatre jours seulement après notre arrivée de Brest, chez un officier de *la Psyché*, qui avait communiqué avec la terre, et dès ce moment la

---

(1) Le Dr W. M' Kinlay (*Monthly journal of med. science*, 1852), fixe son apparition à Bahia le 3 novembre 1849, et à Rio, le 14 décembre de la même année.

fièvre envahit peu à peu la frégate, frappant de bonne heure l'officier d'ordonnance de l'amiral, que ses fonctions avaient souvent appelé à Rio, ainsi que plusieurs maîtres et matelots, parmi lesquels elle provoqua 12 décès sur 45 hommes atteints.

Peu après, l'épidémie, qui avait presque entièrement cessé sur *l'Alouette,* reparut à bord de ce navire et frappa mortellement en peu de jours l'officier d'administration venu de France, sur *la Psyché,* pour remplacer l'officier du même corps, mort précédemment de la même affection, et trois cas furent aussi constatés vers le milieu du mois d'avril sur le brick *le Faune,* où le commis d'administration, homme assez âgé, succomba seul, après avoir présenté les symptômes principaux de l'affection régnante, mais d'une manière moins tranchée que les autres malades.

La Prudente fut la dernière atteinte, mais l'invasion de la fièvre fut remarquable à bord par la rapidité et la gravité du premier cas, comme il sera facile de le voir par l'observation suivante.

M. d'Uhart, enseigne de vaisseau, provenant de l'École polytechnique, âgé de 27 ans, d'un tempérament nervoso-sanguin très-prononcé, d'une constitution robuste, et d'un caractère énergique assez ordinaire aux montagnards des Pyrénées, son lieu de naissance, jouissait de la plénitude de la santé en arrivant à Rio; il fit de nombreuses courses à terre, soit dans la ville, soit dans les environs, spécialement à la maison de santé de la Gamboa, où avaient été dirigés quelques malades de la division, et visita même avec nous les salles des matelots du commerce atteints de fièvre jaune, sans éprouver la moindre crainte ou manifester la moindre émotion; nous passâmes ensemble, avec un autre officier, toute la journée du 26 avril, et je ne le quittai qu'à une heure du matin, après quelques heures de ces accès de folle joie qu'une intimité naissante amène quelquefois dans la vie du marin; il lut quelque temps dans sa chambre, dont il avait ouvert toutes les communications avec l'air extérieur, éprouva bientôt un peu de mal de tête et fut saisi par la fièvre, à quatre heures du matin, avec une telle intensité, qu'au moment où il me fit appeler (sept heures) la céphalalgie sus-orbitaire était déjà considérable, la rachialgie intense, et l'abattement des forces complet et tout à fait singulier chez un sujet aussi fortement trempé; d'Uhart avait même éprouvé déjà quelques nausées.

Sur l'avis du chirurgien en chef, appelé immédiatement, et vu les conditions fâcheuses de logement à bord, le malade fut transporté, dans la matinée, à la maison de santé de la division, où, pendant un ou deux jours, les symptômes parurent s'amender et rester stationnaires; mais bientôt survinrent les vomissements noirs, la teinte ictérique, et surtout ces redoutables hémorrhagies sous-épidermiques en plaques dont l'apparition indique toujours l'altération profonde du sang et la gravité du mal, et le septième jour après l'invasion, nous rendions les derniers honneurs à notre malheureux camarade, en même temps qu'aux deux commissaires de *l'Alouette* et du *Faune*, dont j'ai déjà parlé.

Il est un symptôme particulier que j'observai dans les visites quotidiennes que je faisais à la maison de santé, c'est celui si caractéristique que l'on perçoit quand des boissons sont ingérées et passent dans le pharynx et l'œsophage comme dans un tube à parois résonnantes; il se manifesta chez d'Uhart trois jours avant la mort, pendant une période de la maladie qui permettait encore d'entrevoir dans l'avenir une terminaison favorable, par conséquent longtemps avant l'agonie, qui fut courte et marquée par la conservation complète de l'intelligence chez notre ami, qui envisagea la mort avec sang-froid dès le début de la maladie et conserva une sérénité d'âme étonnante jusqu'à la fin.

Ce fut le seul décès que *la Prudente* eut à regretter. Deux autres cas de fièvre jaune se présentèrent encore vers la fin d'avril et au commencement du mois de mai, mais ils furent peu graves et disparurent à bord sous l'influence de purgatifs, de préparations toniques et de frictions excitantes sur tout le corps; un symptôme assez inquiétant d'hémorrhagie nasale passive s'était cependant montré sur un officier chez lequel la fièvre avait eu pendant trois jours une intensité assez grande, mais ce malade entrait déjà en convalescence quand *la Prudente* reçut l'ordre de départ de Rio pour continuer sa campagne vers les mers du *Sud*, en même temps que la division de l'amiral Montagniès partait pour France, fuyant le fléau, et cette destination fut une raison de plus pour me décider à conserver à bord ce dernier malade, dont le prompt rétablissement est sans doute dû à l'éloignement du foyer d'infection et au changement rapide de climat, suite de notre navigation vers le cap Horn.

Telle est, en peu de mots, l'histoire de l'épidémie qui sévit sur notre division et lui enleva, en moins d'un mois, 5 officiers et 17 hommes; elle offrit de plus quelques faits particuliers que je dois noter ici.

1° Un des mieux constatés est celui de l'invasion et de l'apparition de la fièvre pendant la nuit dans presque tous les cas, ce qui coïncide trop manifestement avec la cessation de la brise du large pour qu'on ne doive pas tenir compte d'une sorte de reflux des miasmes de la petite rade, apportés par la brise de terre, qui cesse dans la matinée.

2° Un fait aussi général est la rapidité de l'invasion de l'épidémie dans l'escadre. Il est rare qu'on ne jouisse pas d'une immunité complète pendant les huit ou dix premiers jours de mouillage sur une rade contaminée, et des navires ont même passé plus de temps sans aucun danger pour leurs équipages, aux Antilles particulièrement.

Ce fait pourrait donc être donné comme preuve d'une intensité particulière de l'épidémie lors de notre passage au Brésil, intensité que démontreraient également les nombreux décès survenus à bord des navires de guerre anglais et américains mouillés en même temps que notre division à Rio-Janeiro (1), et la mortalité considérable que j'ai précédemment indiquée.

---

(1) Je regrette de ne pouvoir donner ici de chiffres précis; mais une seule frégate anglaise perdit trente-deux hommes en quinze jours à cette époque.

3° Je rappellerai aussi la réapparition de l'épidémie à bord de *l'Alouette*, après le décès du commis d'administration récemment arrivé de France, et le nombre proportionnellement considérable des victimes parmi les officiers des divers navires, classe ordinairement privilégiée (et il est inutile d'en déduire les causes probables) dans la plupart des épidémies auxquelles les marins sont exposés, telles que le scorbut, le choléra et le typhus.

4° La fièvre se présentait du reste sous deux formes distinctes, en raison le plus souvent de la constitution du sujet.

Chez les hommes jeunes, forts et bien constitués, les symptômes étaient fortement tranchés dès le début, comme dans le cas de d'Ubart; la céphalalgie sus-orbitaire survenait rapidement, devenait promptement insupportable, et s'accompagnait presque aussitôt d'un appareil fébrile intense (peau brûlante, sèche, mordicante au toucher; pouls très-fréquent, vibrant, parfois irrégulier), suivi souvent de délire marqué dès le début chez deux officiers spécialement, et chez l'un d'entre eux, de spasmes du larynx avec sentiment de vive constriction.

On constatait en même temps une forte rachialgie, quelquefois des crampes, une injection manifeste des conjonctives, qui devenaient brillantes, puis, peu après, apparaissait la teinte ictérique, qui cependant manquait assez ordinairement au début.

Les vomissements ont toujours été constatés de bonne heure, et quelques hommes de *la Psyché* particulièrement les éprouvèrent presque aussitôt après le repas du soir, pris cependant avec appétit; ces malades se plaignaient subitement de frissons qui provoquaient le rejet des aliments ingérés, et la fièvre se développait alors avec une rapidité sur laquelle je dois insister, puisqu'elle ne peut être jamais mieux constatée que dans ces épidémies de bord, qui frappent en quelque sorte les malades sous les yeux de ceux qui sont appelés à les traiter.

A ces vomissements des aliments, succédait le rejet de matières ayant la plus grande analogie avec le chocolat au lait, ce qu'on doit considérer comme un symptôme grave ; puis, du troisième au cinquième jour environ, les vomissements marc de café ou hémorrhagiques purs, dont le pronostic est presque toujours fatal.

Tel est le tableau le plus ordinaire de la fièvre jaune observée par nous à Rio, car il ne faut pas oublier que la plupart de nos hommes présentent une constitution robuste et réunissent la vigueur à la jeunesse ; mais il n'en était pas ainsi chez quelques sujets plus âgés ou débiles, et cette seconde forme de l'épidémie était alors caractérisée par une céphalalgie et rachialgie moins intense, moins de chaleur et de sécheresse à la peau, altération remarquable de la physionomie, teinte ictérique plus prononcée, pouls fréquent, mais très-faible, ainsi que par des vomissements moins fréquents, quoique aussi caractéristiques que ceux de la première forme ; il y avait toujours alors affaissement général plus marqué de l'économie, très-sensible surtout chez deux ou trois malades vivement impressionnés par la crainte de l'épidémie, et dont la mort suivit de près l'invasion du mal.

5° L'époque des décès présente aussi quelques particularités intéressantes : ils eurent toujours lieu avant le neuvième jour, et le plus grand nombre coïncide avec les cinquième et sixième nychthémères, ainsi que l'indique l'énumération suivante :

3 morts le 4ᵉ jour.
8 morts le 5ᵉ jour.
6 morts le 6ᵉ jour.
3 morts le 7ᵉ jour (d'Uhart).
1 mort le 8ᵉ jour.
1 mort le 9ᵉ jour.

Dans tous les cas, le vomissement noir avait été observé pendant un temps plus ou moins long, spécialement chez un officier de *la Psyché,* qui le présenta dès le quatrième jour de la fièvre, et qui ne mourut cependant que le neuvième (1).

(1) M. de La Rochassière, officier d'ordonnance de l'amiral.

Ce sont là les faits principaux de l'épidémie de notre division, qui quitta Rio les 5 et 6 mai, ne laissant qu'un seul malade dans les hôpitaux de terre (1), et sur laquelle la fièvre cessa complétement après la mise en mer; car on doit naturellement concevoir quelques doutes sur la cause du décès presque subit d'un matelot assez âgé, et convalescent d'affection chronique du foie et du tube digestif, qui fut enlevé en vingt-quatre heures sur *la Psyché,* après vingt-quatre jours de mer, bien que ce malade ait présenté la plupart des symptômes de la seconde forme de la maladie, c'est-à-dire de la moins caractérisée.

Il ne me reste plus, pour compléter cette partie de mon travail, qu'à parler des traitements employés pour combattre l'épidémie, question la plus controversée peut-être de toutes celles qu'a soulevées l'étude du typhus d'Amérique, et qui pourtant semblerait devoir être facilement résolué si l'on pouvait admettre, comme vérité scientifique démontrée, l'identité de la fièvre jaune avec les fièvres paludéennes, dont elle ne serait que le plus haut degré, la plus éclatante manifestation.

Le quinquina et ses préparations seraient en effet alors une arme nécessaire, et sinon infaillible, du moins tout particulièrement utile; mais telle n'est pas ma conviction, et une opinion aussi opposée aux faits en quelque sorte reçus rend indispensable de ma part l'exposition des principaux motifs qui m'ont conduit à l'adopter, sans que j'aie la prétention de présenter ici comme décisive une démonstration qui exigerait pour cela plus de talent et de savoir que je n'en possède.

La fièvre jaune me semble en effet différer essentiellement des fièvres paludéennes dans son origine, dans sa manifestation symptomatique, ainsi que dans ses suites :

---

(1) Un officier.

1° Quels sont en effet les faits étiologiques principaux de la première affection? Une localisation, un cantonnement particulier dont les limites malheureusement trop vastes sont cependant faciles à tracer sur une carte. C'est en Amérique qu'elle semble avoir pris naissance, c'est dans les ports de la mer des Antilles, centre de ce continent, qu'elle a en quelque sorte élu domicile, comme la peste en Orient, le choléra aux Indes; c'est de là qu'elle a envahi lentement, mais progressivement, la plupart des ports du Nouveau Monde, jusqu'aux points extrêmes de Québec et de Montevideo, et ce n'est enfin qu'exceptionnellement qu'elle a fait apparition en Afrique et en Europe, particulièrement en Espagne, en Italie et en Portugal (1).

Or les fièvres paludéennes se rencontrent dans l'ancien monde comme dans le nouveau, et ont un tel caractère de généralité qu'il suffit, pour ainsi dire, de la présence d'une flaque d'eau croupissante et d'une élévation de température pour les voir se développer.

2° Un second caractère différentiel, non moins tranché que le premier, se tire d'une localisation plus spéciale encore que celle que je viens d'indiquer, d'après laquelle la fièvre jaune n'exerce son empire que sur une partie fort restreinte du littoral des nombreux pays qu'elle a atteints; d'où la nécessité d'une atmosphère maritime pour son apparition, ce que l'observation de chaque épidémie a nettement mis en lumière.

Rien de semblable pour les fièvres de marais, elles règnent dans toute l'étendue d'un pays ou d'une contrée, sont même souvent plus dangereuses à l'intérieur des continents que sur les côtes, et, pour nous renfermer dans notre rôle de médecin de la marine, je ne citerai que le fait, bien constaté par plusieurs de mes collègues et amis, de la salubrité relative de nos comptoirs de la côte occiden-

(1) Tout récemment encore (1857).

tale d'Afrique comparée à la léthalité de ceux que l'activité punique de nos voisins d'outre-Manche a été obligée d'abandonner tant de fois à l'intérieur des fleuves du golfe de Guinée.

3° Le retour ou l'intensité périodique des fièvres paludéennes à certaines époques de l'année (nécessairement variables selon les latitudes et les circonstances locales, mais bien connues dans chaque pays) présente un nouveau caractère distinctif de ces fièvres, car le typhus d'Amérique n'a rien de fixe dans son apparition et laisse souvent s'écouler plusieurs années sans exercer ses ravages dans les pays où l'on a observé le plus fréquemment, où on l'a admis endémique, aux Antilles par exemple.

4° La marche de la fièvre jaune n'est pas moins distincte, elle offre le tableau de toutes les grandes épidémies, invasion rapide, période d'augment, d'épuisement, disparition complète, soit à bord d'un navire isolé, soit dans le pays qu'elle a envahi (1); or rien de semblable dans le développement des fièvres paludéennes, dont la continuité est plus uniforme et dont la cessation dépend plus, sans aucun doute, de modifications *sensibles* de l'atmosphère ou des conditions locales que du génie morbide particulier à ces maladies.

5° Il est enfin un fait qui nous semblerait à lui seul établir la séparation tranchée de la fièvre jaune dans les cadres nosologiques, c'est celui de l'immunité après une première invasion, qui constitue, dans l'état actuel de la science, le point le mieux constaté de l'étude médicale de la fièvre jaune, tandis que la première atteinte des fièvres paludéennes n'est presque constamment au contraire que le triste prélude de nouveaux accès du même genre et d'une modification toute particulière de la constitution, sur laquelle j'aurai bientôt à revenir en parlant des suites ordinaires de ces deux ordres de maladies.

---

(1) La frégate *la Pénélope* et la corvette *la Brillante* ne trouvèrent plus de traces de fièvre jaune à Rio, quelques mois après notre passage.

6° L'expression symptomatique des intoxications paludéennes présente, de son côté, de notables différences avec celle de la fièvre, et il est inutile de faire remarquer ici que nous établissons surtout la comparaison entre cette dernière maladie et les affections que le langage ordinaire, par un accord en quelque sorte tacite avec la raison, désigne sous le nom de fièvres pernicieuses, car c'est avec elle qu'on s'est efforcé de la confondre; mais il ne faut pas s'attendre à trouver ici des différences aussi sensibles que celles que je viens d'énumérer, parce qu'il est dans notre économie une sorte de terrain commun avec toutes les affections qui apportent un trouble considérable dans nos fonctions vitales, qui rend la distinction symptomatique des maladies plus difficile que leur séparation, au point de vue de leur origine et de leurs conséquences.

L'espace où elles agissent est trop étroit, et les liens secrets qui font de notre être un tout sympathique et solidaire trop intimes, pour qu'il puisse en être autrement.

La céphalalgie sus-orbitaire, la rachialgie, la teinte ictétique, ainsi que plusieurs des symptômes dont nous avons parlé, existent en effet dans un grand nombre de maladies différentes d'origine, de manifestation et d'essence; mais leur association, et surtout leur succession, sont néanmoins assez distinctes pour légitimer la séparation que j'essaye de faire prévaloir.

La fièvre jaune ne revêt pas en effet les formes variées qui ont conduit à établir les classifications trop nombreuses peut-être des auteurs qui se sont occupés des affections paludéennes graves, et l'on n'a pas constaté davantage pendant sa durée ces localisations si fréquentes dans les secondes qui ont fait également constituer autant de types particuliers des fièvres de marais.

Elle peut bien, dans certains cas, ressentir l'influence de ces fièvres elles-mêmes qu'elle fait en quelque sorte disparaître du pays dans les périodes d'augment et d'état des grandes épidémies; mais c'est le plus souvent vers la fin de son passage que l'élément périodique reprend le dessus ou vient compliquer la marche ordinaire de la maladie. La fièvre jaune est nettement continue et se divise en trois périodes, l'une d'invasion, assez courte, pendant laquelle s'observe une sorte de réaction de l'organisme contre le poison: la deuxième, pendant laquelle se prononce le sort du malade, et la troisième enfin, qui n'est plus qu'un combat à armes inégales, où la mort survient le plus souvent sans lutte et sans réaction, si la nature ou l'art ne peuvent amener la guérison.

A la première de ces périodes, qui débute souvent d'emblée et dure de un à trois jours, comme nous l'avons noté avec le plus grand soin dans notre épidémie, correspondent : la céphalalgie, l'aspect brillant des conjonctives, la douleur lombaire, la chaleur mordicante, la sécheresse de la peau, la diminution de la sécrétion urinaire, l'élévation et la dureté du pouls; quelquefois, mais moins fréquemment, les nausées, les vomissements des aliments ou de matières porracées, et presque toujours un état d'anxiété extrême du sujet.

A la seconde, appartient la teinte ictérique, qui survient quelquefois plus tard, et qui traduit bien plutôt pour nous le résultat de l'altération primitive du sang qui traverse la veine porte et le foie, qu'une atteinte directe des fonctions de ce dernier organe, puis la coloration plus foncée et souvent acajou des conjonctives, et les vomissements hémorrhagiques, dont l'apparition au troisième ou quatrième jour coïncide avec la cessation des symptômes de réaction de la première période, c'est-à-dire avec la diminution du nombre des pulsations de l'artère radiale, qui devient dépressible, à battements irréguliers; c'est aussi le moment des spasmes observés quelquefois au larynx, à la région épigastrique, et en d'autres points du corps, et c'est vers la fin de ce second temps de la maladie, et dans les cas suivis de mort, que commencent à se montrer les ecchymoses et les plaques hémorrhagiques, de la commissure des lèvres, de la face, et des parties périphériques du corps, qui constituent avec le vomissement noir des caractères que l'on n'a que très-rarement rencontrés dans d'autres affections.

Il est rare, et pour notre part nous ne l'avons jamais vu, que la fièvre arrivée à ce degré puisse être suivie de guérison ; l'état de fluidité du sang (et c'est là sans doute une des moindres modifications qu'il éprouve) est trop considérable déjà pour permettre une réparation, et la période d'agonie commence alors pour durer plus ou moins de temps, selon les sujets, en conservant pour caractères ordinaires un hoquet continuel, et les syncopes proportionnelles au nombre et à la gravité des hémorrhagies internes soit intermusculaires, interstitielles ou en foyer, soit viscérales.

Quant à l'intelligence, elle se conserve le plus souvent intacte jusqu'à la fin, et nous pourrions en citer de nombreux exemples empruntés au martyrologe du corps des chirurgiens de la marine, où sont inscrits chaque année les noms de tant de nos confrères et amis ; nobles victimes du dévouement et de l'abnégation, dont la fin ignorée n'a d'autre récompense que le sentiment du devoir accompli.

Cette régularité et cette succession de symptômes ne se rencontrent point dans les fièvres paludéennes, chez lesquelles la périodicité existe d'une manière plus ou moins tranchée, et si je n'insiste pas ici sur cette partie du parallèle, c'est que je serai conduit à entrer dans plus de détails à ce sujet en parlant des fièvres graves observées pendant six mois de notre campagne passés à Guayaquil au milieu des conditions les plus favorables au développement de ces affections.

7° Il est enfin un caractère distinctif plus remarquable encore, s'il est possible, que ceux que je viens d'énumérer, et sur lequel on ne s'est pas assez arrêté, à notre avis ; c'est la comparaison des suites de la fièvre jaune et des fièvres de marais, qui constitue en quelque sorte le signe pathognomonique de la première affection.

Les affections paludéennes laissent en effet presque constamment après elles soit des localisations morbides sur divers organes, tels que le foie, la rate ou l'intestin, soit un état de débilité particulier et l'ensemble de lésions qui constituent la cachexie paludéenne, soit (et c'est le moindre des accidents) une tendance extrême aux récidives, non-seulement pendant la prolongation du séjour dans les pays où on á contracté la maladie, mais encore par le retour dans ces mêmes contrées après de longues années, ou même par un simple changement de climat, d'habitudes, de genre de vie, etc. etc.

Ce fait est d'observation journalière en médecine navale, et nous pouvons d'autant mieux l'apprécier qu'il nous est très-facile de suivre nos matelots pendant toute la durée de leur service à l'État, et de constater, avec la plus grande certitude, la durée des campagnes qu'ils ont faites, et la nature des influences auxquelles ils ont été soumis (1).

Or la rapidité de la convalescence et l'absence complète de toutes traces du passage du typhus d'Amérique est une règle à laquelle il est peu d'exceptions, si tant est qu'on en ait observé, et je n'ai jamais vu ou entendu citer, pour ma part, aucun fait qui pût figurer dans un commémoratif comme se rattachant à une épidémie de fièvre jaune.

Telles sont les raisons principales qui me semblent légitimer l'opinion que j'ai avancée au sujet de la non-identité de la fièvre jaune et des affections paludéennes, opinion déjà soutenue sans aucun doute, et à la défense de laquelle je ne crois avoir apporté que le faible appui d'une conviction puisée dans l'observation des faits et les dissertations médicales de quelques-uns de mes collègues de la marine (2).

---

(1) Les registres de statistique récemment confiés aux chirurgiens-majors des navires de l'État, par l'inspection du service de santé de la marine, et l'uniformité qu'ils ont pour but d'amener dans les rapports médicaux des campagnes de mer, permettront bientôt d'entreprendre avec précision, sur la géographie médicale des diverses stations maritimes, un vaste travail d'ensemble, dont il est inutile de faire ressortir l'importance.

(2) Elle est spécialement partagée par M. Walther, qui l'a récemment énoncée sans développements dans une thèse pleine de faits pratiques intéressants, et j'ai été d'autant plus heureux de lire ce travail, qu'il est l'ouvrage d'un chirurgien

Nos maîtres n'oublieront pas, du reste, qu'il ne pouvait entrer dans mon plan de traiter *in extenso* de la fièvre jaune, qui attend encore un traité pratique et raisonné, et ils excuseront ainsi tout ce que cette longue digression a nécessairement d'incomplet (1).

Je terminerai donc ce long chapitre par quelques réflexions sur le traitement de la fièvre jaune.

8° Il offre, lui aussi, une différence bien tranchée avec celui des affections paludéennes, contre lesquelles le sulfate de quinine jouit d'une faveur tellement méritée et spécifique, qu'on ne doit s'occuper en quelque sorte que d'en régler le mode et surtout le temps d'administration pour arriver le plus souvent au succès.

Ce médicament est loin de posséder la même puissance contre la fièvre jaune, bien que le célèbre Chervin ait fait de son efficacité contre cette maladie un des arguments les plus spécieux en faveur de l'identité des deux affections; les faits sont en complet désaccord avec la théorie, et nous pourrions citer un grand nombre d'épidémies où, comme à Rio, le sulfate de quinine fut loin d'avoir la valeur thérapeutique qu'on avait cru devoir lui attribuer au début de son emploi contre la fièvre jaune; il n'est plus employé aux Antilles d'une manière générale (2), et s'il entre pour quelque chose dans le

---

distingué de la marine, et de l'un de ceux qui ont observé un grand nombre d'épidémies meurtrières en divers points des Antilles.

(1) C'est ainsi que j'ai dû passer sous silence les caractères distinctifs puisés dans l'anatomie pathologique, parce que les faits de ce genre qui me sont personnels étaient trop peu nombreux pour me permettre de baser sur eux une affirmation; mais je dois rappeler ici que M. Dutroulau, premier médecin en chef de la marine, en a fait un de ses principaux arguments en faveur de la thèse que nous soutenons dans le mémoire qu'il a publié dans les *Archives générales de médecine*. Le regret d'avoir été devancé dans la publication de quelques-unes des idées de notre travail est plus que compensé par l'approbation qu'elles se trou vent ainsi recevoir de l'expérience de ce médecin éminent.

(2) MM. Cornuel, Walther, Dutroulau.

traitement du typhus d'Amérique, c'est plutôt comme auxiliaire, dans les formes les moins graves, et vers la fin des épidémies, où, comme je l'ai dit tout à l'heure, le génie périodique permanent des pays où on observe la maladie reparaît et prend le dessus sur l'influence spéciale du *vomito negro*.

La thérapeutique de cette maladie n'a pas encore, il faut l'avouer, de méthode générale, bien qu'elle ne soit pas aussi désarmée que le pensait M. Littré, lorsqu'il disait, à ce sujet, dans le *Dictionnaire de médecine* en 30 vol. (1) : « Contre toutes ces maladies qui oppriment si démesurément les forces de l'organisme et qui, jusqu'à présent, laissent à l'art de la médecine si peu de prise, les médicaments les plus divers ont été essayés et recommandés, et ce changement perpétuel montre assez qu'il n'est parmi ces remèdes, vantés parfois, aucun qui ne fasse défaut, aucun qui ne trompe l'espérance du praticien, aucun à l'aide duquel le médecin puisse s'applaudir d'une guérison réelle, d'un succès auquel la nature n'aurait pas suffi toute seule. »

On employait beaucoup à Rio, pendant notre passage, le calomel à haute dose (2), médicament que les chirurgiens de la marine devraient regarder comme une panacée universelle, s'ils en croyaient la pratique de la plupart des médecins américains ou anglais établis dans les contrées éloignées qu'ils visitent ; mais ce remède me semble devoir être rejeté du traitement de la fièvre jaune, non-seulement par la considération de l'action diluente du mercure sur le sang, mais encore en crainte des accidents consécutifs de la salivation, qui exigèrent trois mois d'exemption de service pour plusieurs hommes de *la Psyché*, chez lesquels il avait été prescrit à terre.

L'emploi de la saignée, soit syncopale, soit simplement déplétive,

---

(1) Tome VII, p. 301, art. *Fièvre jaune*.

(2) 1 gramme toutes les heures jusqu'à salivation, après l'administration d'émétique.

que nous aurions été disposé à recommander d'après les impressions médicales de notre première campagne de mer à la Havane en 1847, et sur la foi du Dr Bellot, ne nous paraît pas plus avantageuse; ce moyen n'a donné que de mauvais résultats à bord de *la Psyché,* où on y avait eu recours pourtant dès le début chez quelques malades d'une constitution éminemment pléthorique, et tout spécialement sur deux gabiers de force vraiment herculéenne : « Le sang restait liquide dans la palette, conservait sa coloration noire foncée, et semblait avoir perdu toute vitalité » (1).

Nous attachons plus d'importance à l'emploi des émétiques et particulièrement du tartre stibié, soit comme évacuant, soit comme hyposthénisant, selon les cas, et son action nous paraît, sous ce dernier rapport, préférable à la saignée, parce qu'elle est tout aussi puissante, presque aussi rapide, et bien plus facile à maîtriser.

L'administration des purgatifs salins doit suivre de près celle du sel d'antimoine et de potasse, aidée des limonades végétales et des frictions excitantes, qui jouent un si grand rôle dans le traitement dit *des mulâtresses de Saint-Domingue.*

A ces moyens principaux, peuvent se joindre, selon les cas, l'application de quelques sangsues aux mastoïdes, de ventouses scarifiées à la région lombaire, et l'usage du sulfate de quinine pour certaines formes de la maladie que nous avons rappelées.

Il nous semblerait utile d'avoir recours concurremment à l'ergotine, dont l'action antihémorrhagique puissante et bien démontrée donnerait vraisemblablement de bons résultats dans le traitement

---

(1) Communication manuscrite de M. Glon-Villeneuve, chirurgien principal de la marine. Nous saisissons cette occasion d'exprimer tous nos remercîments à ce médecin consciencieux qui centralisait le service de santé de notre division, et qui a bien voulu, sur notre demande, nous fournir des renseignements précieux sur les principales phases de l'épidémie à bord de *la Psyché.* C'est à lui que nous devons d'avoir pu compléter cette partie de notre thèse.

d'une maladie dont les hémorrhagies constituent des caractères importants et graves.

Les toniques trouvent aussi leur emploi dès la rémission des principaux symptômes, spécialement les vins rouges généreux, le fer et le quinquina sous forme d'extrait, de macération vineuse ou d'alcoolé.

Là peut se borner, en général, le traitement immédiat des malades atteints de fièvre jaune; mais le médecin de la marine ne doit pas oublier qu'il a un autre devoir à remplir, celui de proposer à l'autorité militaire du bord une série de mesures propres soit à prévenir l'apparition de l'épidémie, soit à combattre d'une manière générale son invasion à bord d'un navire ou d'une division navale.

Les premières sont entrées en quelque sorte dans le règlement ordinaire du service dans les régions intertropicales et comprennent : la cessation des exercices des voiles durant les heures de chaleur de la journée; l'établissement de tentes sur le pont pour diminuer l'intensité des rayons solaires (1); l'introduction du vinaigre ou de l'eau-de-vie en acidulage dans le charnier (2), où vient se désaltérer l'équipage, et la visite préalable des aliments achetés à terre; mais ces diverses mesures, dont l'utilité ne saurait être contestée, sont loin d'avoir pour nous l'efficacité de deux autres moyens préventifs moins observés, c'est-à-dire de la surveilance continuelle depuis l'armement, de la propreté des parties basses du navire, dont l'oubli donne la clef de l'insalubrité relative et constante de certains bâtiments, et du mouillage dans un point d'une rade le plus éloigné du foyer d'infection et naturellement choisi selon les pays et l'orientation des brises régnantes.

---

(1) On les amène généralement trop tôt; elles ne sont pas toujours munies de rideaux et seraient souvent utiles pendant la nuit.

(2) Récipient fermé par un couvercle à cadenas et muni de siphons à l'aide desquels les gens de l'équipage aspirent l'eau simple ou acidulée destinée à étancher leur soif dans l'intervalle des repas.

L'intensité de la fièvre jaune, en petite rade de Rio, et sa ténacité moindre en grande rade, serviraient à prouver l'utilité de cette dernière prescription qui ne peut contrarier la facilité des communications avec la terre et les exigences naturelles du service, si l'on adopte la généralisation d'une mesure réglementaire souvent négligée, celle de l'emploi presque exclusif des noirs ou des habitants du pays pour le service des embarcations et pour les corvées d'eau, et surtout des vivres, dont les dangers sont spécialement augmentés dans la plupart des relâches, par l'intempérance des matelots.

Malheureusement tous ces moyens, auxquels nous voudrions voir joindre la permanence des tentes pendant tout le temps qui n'est pas consacré aux exercices, et la réduction aussi complète que possible du nombre des hommes de service après le branle-bas du soir (ce qui rendrait plus facile l'exécution du règlement qui interdit aux hommes de quart de nuit le sommeil sur le pont), malheureusement, dis-je, ces moyens ne suffiraient pas toujours pour s'opposer à l'invasion d'une épidémie de fièvre jaune, et l'observation, assez rigoureuse dans notre marine, de la soustraction des matelots aux effets de l'insolation suffirait seule, en effet, à prouver le peu de fondement de l'opinion de quelques médecins qui ont voulu faire de l'action des rayons solaires une cause prépondérante, j'allais dire la seule cause du développement de la fièvre jaune, si la réflexion ne rappelait pas l'absence complète de cette maladie dans une grande partie du monde, soumis à une température au moins aussi élevée que celle des régions où on l'a observée.

Aussi, dès l'apparition de la fièvre, doit-on recourir à d'autres moyens, qui varient essentiellement, à notre avis, selon la nature de la campagne et l'ancienneté ou l'intensité de l'invasion.

En première ligne, se place l'éloignement immédiat du foyer d'infection, quand l'appareillage doit promptement soustraire le navire aux conditions principales qui ont présidé au développement de la maladie, parce que les cas de persistance bien constatés de l'épidémie au delà de certaines lignes isothermes paraît être l'exception, et l'on devrait agir ainsi à Rio, d'où l'on est promptement porté vers les régions tempérées et froides du Sud.

La même règle me semblerait utile, mais seulement lors de la première invasion du fléau sur un navire que la nature de sa mission maintiendrait dans une région favorable à l'apparition de la fièvre jaune, aux Antilles, par exemple, et, sous ce rapport, il y aurait lieu de généraliser, comme les Anglais le font depuis de nombreuses années, la mesure que l'on a été contraint d'adopter à plusieurs reprises dans les stations françaises de ces parages, c'est-à-dire la désignation régulière des navires de notre division navale pour les régions froides de Terre-Neuve pendant l'été.

Mais ces appareillages trouvent souvent des obstacles dans le caractère de la mission et les circonstances politiques du moment; il est aussi des cas dans lesquels la fièvre jaune semble vouloir élire domicile à bord d'un navire (comme on l'a observé spécialement aux Antilles sur certains bateaux à vapeur qui ne pouvaient prendre la mer sans voir apparaître de nouveaux cas), et c'est alors qu'il est indispensable de recourir aux deux moyens qui nous paraissent les seuls réellement efficaces, c'est-à-dire au changement de mouillage et à la mise à terre des malades ou de l'équipage entier dans un point exposé à l'influence des brises du large (dût-on les y placer sous des tentes que les ressources du bord peuvent toujours fournir) ou au désarmement complet du navire, soit d'une manière momentanée, soit d'une manière définitive par le renvoi en France.

Telles sont les règles hygiéniques qui nous semblent devoir diriger l'autorité pour combattre efficacement la fièvre jaune. C'est par leur stricte observance et la surveillance vigilante des conditions intérieures et extérieures du navire, que l'on peut espérer d'éloigner de nos marins ce terrible fléau (1).

---

(1) Cette proposition vient d'être mise en lumière, avec l'autorité d'un haut enseignement, par le professeur Bouchardat, dans son mémoire sur la genèse, le développement de la prophylaxie de la fièvre jaune.

CHAPITRE IV.

DE RIO A VALPARAISO; PASSAGE DU CAP HORN

(mai — juillet 1851).

L'ordre de départ fut bien reçu de l'équipage, dont le moral s'était d'abord assez maintenu, mais qui commençait à s'alarmer, disposition que le chirurgien-major d'un navire, d'accord avec le commandant et les officiers, doit s'efforcer de combattre avec énergie par une complète sécurité apparente et les marques d'intérêt qui donnent plus de courage aux matelots que les discours les plus éloquents ou les punitions les plus sévères.

Nous appareillâmes le matin du 6 mai avec un surcroît de 10 passagers civils embarqués précédemment sur un navire du commerce à destination de Californie, et qui avait sauté en rade de Rio.

Si l'on se rappelle l'encombrement de notre faux-pont, on comprendra sans peine le danger de l'arrivée de 10 nouvelles personnes dans un espace aussi réduit; si l'on tient compte surtout, d'un côté, du dénûment des 10 naufragés, de leur peu d'habitude de la mer, de leur oisiveté et de la difficulté de les plier aux usages de propreté des matelots ; de l'autre, de l'impossibilité d'une bonne ventilation dans des mers qui rendent indispensable la fermeture presque permanente des panneaux ; on verra là l'ensemble de causes qui président ordinairement à la naissance d'affections de mauvais caractère.

Elles se manifestèrent en effet, mais naturellement, vers la fin de la traversée qui ne comprit pas moins de soixante-trois jours et pendant laquelle reparurent les maladies du début de la campagne, c'est-à-dire les phlegmons, abcès et panaris, ainsi qu'un grand nombre d'angines, de bronchites et de courbatures, dont les causes sont faciles à trouver dans l'état de l'atmosphère et l'inclémence du ciel des régions du cap Horn pendant l'hiver, qui obligent les matelots à porter constamment des vêtements imprégnés d'humidité.

Tout l'équipage, qu'une pareille navigation, jointe à quinze jours de cape sous la terre des États, avait fatigué outre mesure, vint successivement ainsi prendre quelques jours de repos au poste des malades ; mais les affections observées n'eurent pas assez de gravité pour que j'aie besoin de faire autre chose que les rappeler ici, à l'exception de deux cas de médecine, l'un de pneumonie, l'autre de dysentérie, que les circonstances exceptionnelles de la traversée rendent intéressantes sous quelque rapport.

La première maladie atteignit l'infirmier du bord (1), au moment où ses services pouvaient m'être de la plus grande utilité.

Stanislas Léon, matelot de 3e classe, fils d'une mulâtresse de la Guadeloupe, âgé de près de 21 ans, et d'une constitution assez robuste, entra au poste le 9 juin ; il se plaignait de fièvre accompagnée de toux fréquente, sans autre symptôme caractérisque ; mais, dès le lendemain, la douleur pleurétique était manifeste un peu au-dessous du téton droit ; les crachats rouillés, aérés et transparents, et la matité à la percussion ; le râle crépitant et la bronchophonie ne pouvaient du reste laisser aucun doute sur une pneumonie simple de la partie moyenne du poumon droit.

Quant à une localisation plus complète, souvent difficile dans une salle d'hôpital, il n'y faut pas songer quand on sait la difficulté

(1) On ne sait pas assez ce qu'est presque toujours l'infirmier des bricks et corvettes de la marine, ces fonctions sont plutôt imposées par l'autorité qu'acceptées par l'homme que l'on regarde comme le moins intelligent du bord ; et cependant c'est bien certainement sur les navires de cette classe, où l'on n'embarque qu'un médecin, qu'il serait plus important, sans aucun doute, de placer un homme apte au service spécial des malades. Aussi appelons-nous de tous nos vœux, avec un grand nombre de nos collègues, une amélioration du *statu quo* qui limite aux corvettes de 30 l'embarquement d'un infirmier civil.

qu'on doit éprouver à pratiquer et à bien apprécier les phénomènes stéthoscopiques dans un faux-pont, bas, obscur, encombré par la présence de tous les matelots non de quart, et pendant les mouvements dus à la grosse mer du cap Horn, unis aux bruits du navire.

Aux signes pathognomoniques se joignait un appareil fébrile assez intense.

La dépression rapide des forces du malade, plus en rapport avec son origine créole et l'impression du froid sur son organisme, qu'avec le temps d'invasion de la maladie, me décida à supprimer chez lui la large saignée que j'ai coutume de pratiquer dès le début des pneumonies, et j'administrai immédiatement le tartre stibié à la dose de 0 gr. 40 dans une potion appropriée ; ce traitement fut continué sans grande amélioration pendant trois ou quatre jours; la pneumonie paraissait au contraire s'étendre vers la base du poumon qu'elle embrassait presque en entier; la dyspnée était très-forte et la douleur de côté très-intense, surtout pendant les grandes inspirations et les efforts de toux.

Je dus augmenter alors la dose de l'émétique à 0 gr. 60 et 0 gr. 80 avec addition de quelques gouttes de solution d'opium dans un julep gommeux, à prendre toutes les heures, et la tolérance fut obtenue dès la fin du premier jour de cette nouvelle phase du traitement, que je prolongeai jusqu'au septième jour d'invasion ; le huitième jour, les symptômes morbides s'amendèrent peu à peu, à l'exception d'une douleur pongitive persistante après la cessation de la fièvre, et se rattachant à une pleurésie partielle, qui ne disparut que par l'application d'un vésicatoire au point douloureux.

Le vingtième jour, la convalescence était complète, mais Stanislas ne reprit son service que beaucoup plus tard, en crainte d'une récidive que la rigueur du climat du cap Horn, où le thermomètre était descendu jusqu'à 7° c., devait faire redouter.

Cette observation confirme pleinement un fait qui m'avait déjà frappé pendant un séjour de près de trois années dans les possessions françaises du nord de l'Amérique, spécialement dans l'île de Miquelon en 1848 ; c'est-à-dire l'efficacité du traitement des pneumonies par l'émétique à dose rasorienne dans les pays froids, où l'on doit être plus avare de la saignée que dans les climats tempérés. Elle montre aussi l'influence puissante des hautes doses de tartre stibié dans l'amendement rapide des symptômes de cette maladie.

Aussi ai-je constamment recours à l'administration de 90 centigrammes d'émétique par jour pour 18 cuillerées de liquide à donner d'heure en heure, avec ou sans large saignée préalable de 4 ou 500 grammes, selon les sujets, et je puis dire, avec l'assurance des résultats d'une pratique médicale de douze années (1858), qu'il ne m'est jamais arrivé de perdre un pneumonique, bien que j'aie eu à traiter en dehors du service médical de la marine plusieurs sujets débilités, chez lesquels des pneumonies antérieures semblaient devoir augmenter les dangers d'une rechute.

Le second malade, atteint de dysentérie contractée à Rio, où la guérison avait été assez prompte, me fournit l'exemple de la difficulté de la convalescence dans ce genre de maladies, sous l'influence d'une humidité prolongée, du froid, et surtout de l'impossibilité de maintenir la diète et le régime à bord des navires dépourvus d'hôpital, où les camarades du malade n'ont aucun scrupule d'enfreindre sur ce point les prescriptions du médecin.

Penven, matelot de 3e classe, âgé de 19 ans, reparut en effet fréquemment au poste pendant les deux mois de la traversée, par suite d'imprudences et d'excès, et son affection, d'abord enrayée par les préparations opiacées, en particulier par le diascordium, reprit une telle intensité en arrivant à Valparaiso, après l'ingestion de fruits presque verts, qu'il devint indispensable de faire débarquer le malade, et de demander son rapatriement en France comme seul moyen assuré de traitement.

A ces deux observations pourraient se joindre celles du réveil de vieilles affections rhumatismales chez deux des maîtres du bord, vieux serviteurs de l'État, et l'un d'eux habitué des bains de barèges, qu'il me fallut envelopper de flanelle et de toile imperméable pendant plusieurs semaines, et quelques faits d'embarras gastrique qui furent comme le prélude des maladies plus graves dont j'ai précédemment indiqué l'étiologie et la nature, et qui frappèrent principalement sur les passagers à la fois, causes et victimes de l'encombrement de notre faux-pont.

Ces affections parurent peu après le passage du cap Horn, auquel il n'a manqué qu'un grand poëte pour mériter d'être gardé par un géant plus terrible que celui que Camoëns a préposé à la défense du cap des Tempêtes. Elles ne revêtirent pas tous les symptômes caractéristiques du typhus des vaisseaux, mais je n'hésite pas à les ranger sous ce titre nosologique, parce qu'elles présentaient une parenté évidente avec cette maladie, et je ne doute pas que j'aurais eu à constater plusieurs décès à bord sans la rapidité avec laquelle *la Prudente* fut chassée le long des côtes occidentales de la Patagonie et du sud de Chili, vers Valparaiso, où nous débarquâmes nos passagers à peine convalescents, et l'un d'eux trop malade pour qu'on pût espérer l'arracher à la mort, qui survint en effet peu après l'arrivée.

Ce fait, qui a dû se reproduire pour d'autres navires, m'engage donc à proscrire d'une manière formelle tout embarquement de passagers à bord des corvettes ou bricks dépourvus de batteries, dans des traversées aussi dures, et le plus souvent aussi longues, que celles du Brésil dans les mers du Sud, où toutes les circonstances défavorables se trouvent en quelque sorte réunies contre le bien-être et la santé des matelots.

Néanmoins je dois faire remarquer qu'il faut en général une assez grande durée d'incubation du typhus à bord d'un navire de guerre pour que cette affection s'étende aux hommes qui appartiennent plus spécialement au service du bord; les passagers oisifs, et sur lesquels la discipline générale a moins de prise, sont toujours les premiers atteints, les plus fortement touchés, et ce n'est que plus tard que les matelots eux-mêmes contractent la maladie par une immunité relative qu'explique le peu de continuité d'action de la cause morbifique sur des hommes que le service appelle sur le pont pendant une grande partie des heures du jour (1).

Tels sont les faits principaux qui signalèrent cette partie de notre campagne jusqu'à notre entrée à Valparaiso, premier point ordinaire de relâche des navires destinés à appartenir à la station des côtes occidentales d'Amérique, et c'est ici que finit la première période de notre long voyage, dont je vais continuer à décrire les incidents médicaux, à mesure que les circonstances de la navigation et les complications politiques conduiront notre corvette de l'île de Chiloé à San-Francisco de Californie, en consacrant un chapitre spécial à un séjour de près de six mois dans le fleuve Guayas (république de l'Équateur).

CHAPITRE V.

DE VALPARAISO EN CALIFORNIE SUR LES COTES DU MEXIQUE, ET RETOUR A GUAVAQUIL

(8 juillet 1851 — 24 février 1852).

Notre arrivée à Valparaiso pendant l'hiver (saison des pluies abondantes et des coups de vent du nord, qui bouleversent la rade au point de mettre obstacle à toute communication des bâtiments avec la terre) nous ramena bientôt les affections catarrhales qui

---

(1) Cette observation a été fréquemment faite pendant les transports de malades de la guerre de Crimée.

avaient presque disparu ou s'étaient considérablement amendées, depuis le passage du cap Horn, et nous ne tardâmes pas à subir aussi l'influence de la grippe qui régnait alors à terre et y avait produit une assez grande mortalité chez les enfants.

Les cas observés à bord sur les officiers comme sur les matelots ne présentèrent néanmoins aucune sérieuse gravité pendant une relâche de quarante jours, à laquelle mit fin le départ pour le Callao de toute la division navale du Pacifique, que la frégate amirale *la Pénélope* avait ralliée vers le milieu du mois d'août.

Là devaient se présenter naturellement à notre observation les maladies des régions intertropicales, bien qu'il y ait lieu d'établir une distinction rigoureuse entre l'identité de latitude et la similitude de climat, et par suite de cadres nosologiques des pays situés sur les côtes orientales et occidentales de l'Amérique.

Les maladies du Pérou sont loin en effet de correspondre par leur nature et surtout par leur gravité à celles des régions de l'Amazone, du nord du Brésil et des Guyanes, situées sur le même parallèle, et la cause en a été depuis longtemps signalée dans la présence et la direction des chaînes élevées des Cordillières, et la constance des vents de S. E., qui, rafraîchis par leur passage sur les cimes neigeuses et les glaciers perpétuels des Andes, maintiennent sur presque toute l'étendue des côtes péruviennes, et pendant toute l'année, une température à peu près uniforme, qui fait oublier la proximité de l'équateur.

Cependant il n'est pas rare d'observer, dans les parties basses de la côte, des fièvres intermittentes, rémittentes bilieuses et pernicieuses, principalement pendant la saison chaude, et quelques-uns de nos hommes se présentèrent au poste avec des fièvres à type tierce parfaitement caractérisé.

L'un d'eux contracta également dans cette relâche une hépatite, affection endémique au Pérou, dont la gravité doit être rattachée à la fréquence des maladies gastro-intestinales, qui sont de beaucoup les plus communes, et jouent dans la pathologie locale, sous le nom général d'*empacho*, un rôle un peu trop exagéré par les médecins du pays, imbus des idées humorales les plus antiques.

R... (Pierre-Marie), matelot de 2e classe, âgé de 33 ans, et d'une constitution assez robuste, quoique éprouvée par un long séjour sur les côtes occidentales d'Afrique, fut trop promptement atteint dès notre arrivée au Callao, pour que je n'attache pas une grande importance étiologique à ses campagnes antérieures, et son affection prit, dès le début, un caractère assez inquiétant, non-seulement par le degré de la douleur de la région hépatique, douleur exaspérée par la pression et promptement accompagnée d'un développement assez considérable du foie, mais encore par l'existence de la sensation sympathique de lourdeur et de gêne derrière l'épaule droite, l'intensité du mouvement fébrile, et la teinte ictérique qui était néanmoins peu prononcée, ce qui tendait à faire localiser la maladie dans la partie convexe de la masse hépatique.

Cependant cet état alarmant put être enrayé par l'emploi d'une large saignée de 500 grammes, immédiatement pratiquée; par l'application réitérée de ventouses scarifiées sur la région douloureuse, à défaut de sangsues de bonne qualité, ordinairement trop rares et trop chères à l'étranger pour qu'on puisse en user souvent, et par l'administration de pilules de calomel, dont il fallut continuer l'usage pendant la convalescence, qui fut longue et difficile, comme elles le sont presque toujours à bord des navires, sur lesquels il est impossible de rencontrer à un degré convenable le comfortable nécessaire au complet rétablissement des graves maladies.

La navigation constante des bâtiments de la station dont nous faisions partie, et en général de toutes les stations navales qui comprennent un nombre de navires toujours trop insuffisant pour concilier la surveillance d'une étendue considérable de pays avec l'observation des lois de l'hygiène, est loin d'être en effet pour les malades une condition favorable, et nos relâches successives en Californie, à Mazatlan et Acapulco (Mexique), et à Panama, loin de nous fournir les moyens de ravitaillement désirables, nous réduisirent également le plus souvent aux vivres salés et à la nourriture trop uniforme du bord.

Néanmoins mes notes de chaque jour ne renferment aucune indication de maladie grave pendant cette longue pérégrination de six mois qui du Pérou nous conduisit vers l'Eldorado moderne, et dans les divers ports que je viens de nommer, le peu de durée de notre séjour sur les rades que nous visitions est sans aucun doute la cause de cette immunité, peu en rapport avec la réputation méritée d'insalubrité de la plupart des pays où nous nous arrêtâmes.

Un cas de clinique externe, recueilli à San-Francisco et suivi à bord, mérite cependant d'être cité; c'est celui d'un négociant que l'*auri sacra fames* avait entraîné en Californie, et chez lequel s'était développée une carie des côtes pendant les rudes fatigues de mineur auxquelles la jouissance d'une belle fortune patrimoniale l'avait peu habitué en France.

Cette carie affectait la sixième et la septième côte droite et, autant qu'on pouvait en juger par l'étendue des rugosités, correspondait aux parties inférieures et supérieures opposées des deux côtes dans l'étendue de 2 ou 3 centimètres environ; elle était survenue sans cause appréciable et avait débuté par la formation d'un abcès, au pus duquel on avait assez promptement donné issue; un traitement par l'iodure de potassium avait aussi été prescrit aux mines.

La plaie persistante était irrégulière, par suite de la multiplicité des incisions pratiquées, d'apparence fistuleuse, et laissait s'écouler presque constamment une quantité assez considérable d'un pus séreux, mêlé quelquefois de pus louable.

Je dois ajouter qu'un de nos confrères de terre, avec lequel j'avais été appelé en consultation, avait cru reconnaître, pour cause première de la maladie, une affection vénérienne ancienne, et pensait qu'un traitement mercuriel devait être prescrit, quand M. S... fut embarqué à bord de *la Prudente,* pour effectuer son retour en France jusqu'à Panama.

J'interrogeai de nouveau le malade, qui s'était marié fort jeune, et sur ses affirmations réitérées, aidées des renseignements qu'il me fournit sur ses maladies antérieures, j'écartai complétement l'idée d'une influence syphilitique dans la carie qu'il portait. D'accord avec un autre confrère de la Faculté de Paris, que le hasard avait aussi rendu commensal de la table des officiers pendant cette partie du voyage, je commençai un traitement par l'huile de foie de morue à l'intérieur à doses progressivement croissantes, et les injections iodées sur les points cariés, et le résultat fut tellement favorable, qu'après soixante jours environ, la suppuration était presque entièrement tarie et la plaie en voie de complète guérison (1).

Notre second port de relâche fut Mazatlan, ville mexicaine de 10 à 12,000 âmes, dont la situation sur une plage basse, entourée de lagunes et d'étangs fangeux, indique de suite au médecin la nature des maladies qu'il peut être appelé à combattre.

Les fièvres à quinquina y sont en effet très-fréquentes pendant la durée de l'hivernage, qui correspond aux mois compris entre la mi-juillet et la mi-novembre ; la chaleur est alors considérable, de 28 à 33° en moyenne, et c'est aussi à cette époque de l'année qu'on y a constaté la fréquence des dysentéries, hépatites et fièvres pernicieuses à type apoplectique ou ataxique, qui constituent, pour ainsi dire, la trilogie pathologique caractéristique des pays chauds.

La fièvre jaune s'y est également montrée en 1850, mais là, comme en bien d'autres points, elle n'a fait que paraître et disparaître, tandis que les affections paludéennes persistent toute l'année, loi nosologique dont nous avons trouvé à chaque pas la confirmation dans notre campagne (2).

---

(1) M. S... quitta *la Prudente* le 5 février 1852, et j'ai eu le plaisir d'apprendre plus tard son parfait rétablissement par la continuation du traitement indiqué.

(2) La relâche à Guaymas, dans la mer Vermeille, est au contraire très-salubre. (Note empruntée au rapport de campagne de notre ami Lagarde, D. M. P., chirurgien de la marine.)

Les mêmes conditions se rencontrent à Acapulco, autre ville du Mexique plus rapprochée de l'équateur, où nous restâmes quinze jours, et qui nous parut bien déchue de l'antique splendeur que lui attribuent encore quelques géographes modernes, sur la foi des historiens espagnols, qui la citaient autrefois comme la reine de la Nouvelle-Espagne sur l'Océan Pacifique. Son port magnifique et spacieux, où se rendaient chaque année les galions de la Chine et des Philippines, serait actuellement désert, sans la découverte de la Californie, qui y a ramené un peu d'activité pendant le court passage des vapeurs de Panama à San-Francisco; mais la population y est chétive et porte l'empreinte des affections paludéennes qui y règnent une grande partie de l'année.

La chaleur y varie du reste entre 27 et 32° c. et devient d'autant plus intolérable, que la baie est entièrement cernée de hautes montagnes chargées de verdure, qui mettent un obstable presque invincible à l'entrée des brises qui soufflent au large. Il s'était trouvé pourtant un gouverneur d'Acapulco, don José Barreiro, pour tenter de faire parvenir dans le port les vents de nord-ouest, assez fréquents sur la côte, à l'aide d'une large coupure pratiquée dans la montagne elle-même, mais l'anarchie qui règne depuis si longtemps au Mexique ne permettra probablement jamais de continuer le travail, presque achevé, de l'*abra de San-Nicolas,* auquel l'ingratitude des Mexicains n'aurait pas dû donner d'autre nom que celui du bienfaiteur de la ville.

La fièvre jaune y parut en 1850 et en 1853; mais les fièvres pernicieuses et rémittentes bilieuses y sont constamment en permanence et constituent le danger le plus sérieux de cette relâche.

C'est dans les environs d'Acapulco et dans l'étendue de l'État de Guerrero que se rencontrent les Indiens *pintos* (peints), ainsi nommés des taches généralement arrondies qui maculent leur peau rouge sombre en rose jaune ou cuivré, et quelquefois en blanc, taches qui se rattachent vraisemblablement à la transmission par hérédité d'une cachexie syphilitique invétérée.

Notre troisième relâche fut enfin Panama, ville redoutée des Européens dès 1535 (1), et que le génie entreprenant des aventuriers modernes n'a pas encore tenté de prémunir contre les épidémies de toute sorte que le climat et le flux et reflux d'émigrants californiens y produisent presque chaque année.

La fièvre jaune, le choléra et le typhus, y ont successivement régné, dominant pour un temps les affections endémiques de l'isthme, auxquelles les habitants, et surtout les étrangers, payent un large tribut.

A notre passage, la population française inscrite au consulat comprenait 330 personnes, qui, pendant l'année 1851, avaient fourni le chiffre énorme de 32 morts, presque tous adultes, tandis que l'état civil ne comptait que 3 naissances, résultat en grande partie dû à la proportion considérable des célibataires, relativement aux hommes mariés, mais aussi à l'état de misère et aux maladies nombreuses auxquelles étaient soumis nos compatriotes, soit pendant le passage de l'isthme, qui se faisait alors en partie à pied, soit pendant la durée de leur séjour à Panama, à la recherche des moyens d'existence ou de passage pour la Californie.

L'hôpital de la ville, vaste édifice presque abandonné et ruiné depuis la déclaration d'indépendance des colonies espagnoles, renfermait alors, grâce aux soins éclairés de notre consul, M. Cazotte (2), à la philanthropie duquel je ne saurais trop rendre hommage, une salle particulière, dont la tenue et la propreté ne laissaient rien à désirer, à côté surtout de la misère et des immondices des autres salles de l'établissement, qui formaient avec elle le plus douloureux contraste.

---

(1) Piedro de Cieça, ch. 2, p. 5; Humboldt, *Essai politique sur le royaume de la Nouvelle-Espagne*; 1811.

(2) Maintenant consul à Valparaiso.

Là se trouvaient réunis quelques malades portant le cachet des maladies du pays, presque tous anémiques, par suite de longues et difficiles convalescences des fièvres graves ou pernicieuses, des dysentéries et des hépatites, qui figuraient seules dans la colonne des décès du registre d'hôpital. J'y trouvai également un phthisique, ancien sergent-major de notre armée, qui avait été obligé d'abandonner le service pour cette cause, et qu'on embarqua *in extremis* à bord, le jour de notre appareillage pour Guayaquil, qu'il ne devait même pas atteindre; nouveau fait qui devrait rendre indispensable la visite préalable par le chirurgien-major de toute personne destinée à embarquer sur un navire de l'État.

CHAPITRE VI.

SIX MOIS DE SÉJOUR A GUAYAQUIL; FIÈVRES PALUDÉENNES

(**février — Juillet 1852**).

La Prudente atteignit, dans la dernière quinzaine de février, l'embouchure du Guayas, seul fleuve important de la côte occidentale de l'Amérique du Sud, et vint mouiller, le 24 du même mois, devant la ville de Guayaquil, après une navigation plus longue que périlleuse, mais toujours très-pénible pour les équipages; ils sont en effet sans cesse occupés à la manœuvre des ancres, qu'il faut lever et mouiller plusieurs fois par jour pour profiter de la marée, qui seule fait le plus souvent franchir les douze lieues qui séparent la ville de l'île de la Puna, située immédiatement à l'embouchure du fleuve, dont elle semble continuer la rive droite.

C'est dans ce port que les circonstances politiques, nées de la guerre que se faisaient alors deux prétendants à la présidence, nous retinrent pendant près de six mois, et cette durée tout exceptionnelle dans les habitudes et les besoins de la station me permit ainsi de bien apprécier les conditions défavorables auxquelles un équipage peut être soumis en visitant les côtes de la république de l'Équateur.

Santiago de Guayaquil est une ville assez ancienne, mais qui rappelle peu, de nos jours, par sa situation et son étendue, la première cité, fondée dès 1535 par un des plus habiles capitaines de Pizarre, Sebastian de Bel-Alcazar, chef de découvertes, ou Adelantado, Espagnol, parti de Quito, et celles que les capitaines Francisco de Zarra et Francisco de Orellana élevèrent de nouveau en 1536 et 1537, à la suite de révoltes des Indiens du pays, qui avaient détruit la première.

Elle occupait alors le versant d'une colline de la rive droite ou occidentale du fleuve nommé *Cerrito verde*, c'est-à-dire ce qu'on désigne aujourd'hui sous le nom de *Vieille ville;* tandis que les besoins du commerce, l'augmentation de la population, les recherches du luxe, et surtout le besoin de se procurer la fraîcheur des bords du Guayas et des brises qui y règnent, firent établir plus tard, le long de la même rive, une série de constructions régulières, plus élevées et plus convenablement distribuées, qui forment maintenant le centre de la population, et réunissent le vieux Guayaquil à quelques cases moins heureusement disposées, que l'ancienne importance (de nos jours bien déchue) d'un chantier royal de constructions navales fait encore désigner sous le nom de *faubourg de l'Arsenal* (Astillero).

Guayaquil occupe ainsi sur une faible profondeur près d'une demi-lieue d'étendue, et se trouve placée entre le Guayas et un bras de mer, ou Estero-Salado, qui, pénétrant profondément dans les terres, vient se terminer à l'ouest, et à peu de distance du fleuve lui-même. Le sol sur lequel elle repose est partout à peu près uniforme; car, si la vieille cité est plus solidement établie sur le penchant du Cerro, elle ne le cède en rien en humidité à la nouvelle, entièrement bâtie sur un terrain d'alluvion, par la multitude de petits ruisseaux ou marigots fangeux qui séparent en autant d'îlots de marécages les diverses parties de cette région de la ville.

La grandeur des édifices qui bordent le fleuve, leur disposition intérieure toujours comfortable, et la régularité des rues, constituent de plus, au point de vue de la salubrité, et en faveur des nouveaux quartiers, une supériorité manifeste, quoique naturellement relative, car il faut tenir compte avant tout de la proximité de l'équateur (1), des conditions locales de climat, de température, qui en sont la conséquence, et du voisinage des nombreux volcans des Cordillières des Andes, qui, bien qu'éloignés de trente lieues de la côte, font souvent sentir leur influence jusqu'aux villes ou villages de la république situés près de la mer.

Aussi comprend-on sans peine que Guayaquil ait été fréquemment affligée d'épidémies meurtrières.

Dès 1589, la population fut en effet presque entièrement détruite par une grande peste (2), dont il est assez difficile de bien saisir la nature dans les relations historiques que nous avons pu consulter, mais qui semble avoir régné contagieusement dans toute l'Amérique du Sud, qu'elle envahit successivement, de Carthagène des Indes, où elle paraît avoir pris naissance, jusqu'au détroit de Magellan, après avoir enlevé 30,000 personnes sur 80,000 habitants à Quito, capitale du royaume dont Guayaquil faisait alors partie.

Une seconde épidémie, à laquelle on donna le nom d'*alfombrilla* ou *garrotillo,* synonymes de fièvre jaune pour quelques auteurs, envahit de nouveau cette partie de l'Amérique en 1645, à la suite de violents tremblements de terre; mais elle borna ses ravages à la province de Quito, plus rapprochée des volcans, et fut aussi moins

(1) Guayaquil est par 2° 11′ lat. S.
et par 82° 16′ long. O.

(2) Nom commun et populaire sous lequel est désignée en Amérique toute maladie épidémique; la véritable peste y est inconnue (Don Antonio de Ulloa, *Noticias americanas*, 11° entretenimiento, p. 195).

grave, car le nombre des victimes ne s'éleva qu'à 11,000, selon les historiens (1).

Guayaquil fut enfin fréquemment éprouvée, depuis la conquête espagnole, par des épidémies de fièvres éruptives, et spécialement en 1785, de variole très-maligne, qui amena de 25 à 30,000 décès dans les diverses provinces de la vice-royauté ; elle avait également été atteinte, en 1759, par une affection caractérisée par une grande pesanteur de tête, et inappétence suivie promptement de pâleur extrême de la face, d'affaissement nerveux considérable, sans douleur localisée et sans appareil fébrile marqué.

Cette peste débuta, le 25 avril, à Guancavelica, pour s'étendre jusqu'à Quito, en suivant la direction des vents alors régnants du sud au nord, et fut tellement générale, qu'on la désignait sous le nom populaire de *non me ire sin ver te* (je ne partirai pas sans te voir), et qu'un historien recommandable, le P. Juan de Velasco, prétend qu'on comptait à peine une personne épargnée sur 1,000 ; néanmoins la mortalité fut moins forte que dans celles que j'ai précédemment énumérées, grâce à l'emploi tout particulier que l'on fit de la glace, qui suffit, d'après le même auteur, pour rétablir presque tous les Espagnols, tandis que les Indiens succombèrent au nombre de 10,000 dans la seule ville de Quito.

Don Antonio de Ulloa (2) rapporte en outre qu'au Pérou, les saignées produisaient les effets les plus fâcheux dans cette maladie, tandis que les sudorifiques obtenaient plus de succès; il dit aussi que les animaux, en particulier les chiens, furent atteints par l'épidémie, qui sévit pendant un mois environ, et fut suivie de convalescences pénibles, laborieuses, pendant lesquelles on constatait une débilité extrême, un affaiblissement marqué des fonctions sensorielles, et une fatigue intellectuelle très-notable.

---

(1) Voir *Historia del reino de Quito*, par el Padre Don Juan Velasco.

(2) *Loc. cit.*

Quant à la fièvre jaune, totalement inconnue avant 1740 sur toute la côte occidentale d'Amérique, alors qu'elle désolait depuis si longtemps les Antilles et les ports du golfe du Mexique, elle fit, cette année même, son apparition à Guayaquil (1), pour disparaître pendant cent ans jusqu'en 1842. Et cette nouvelle invasion fut bien décrite par un médecin du pays, le Dr Mascote, qui s'étonne avec raison du silence gardé par le père Juan de Velasco, dans sa minutieuse histoire du royaume de Quito, sur l'existence d'une maladie aussi grave que le *vomito negro* pendant le XVIIIe siècle.

Toutefois la dernière épidémie présenta quelques caractères généraux bons à signaler.

Elle survint, ce qui est assez remarquable, au milieu de la bonne saison, pour se terminer au moment de l'hivernage, c'est-à-dire de septembre en janvier, précisément au moment des grandes chaleurs de l'année, dont l'impression est cependant moins sensible et moins désagréable alors qu'à l'équinoxe de mars, parce que le vent de S.-O., sous le nom provincial de *chanduy*, vient chaque jour tempérer l'ardeur des rayons solaires.

Attribuée, comme en 1740 (2), à une importation du Panama, par un navire de commerce, *la Reina Victoria*, elle atteignit presque toutes les classes de la population (3), même les noirs, qui cependant ne fournirent aucun décès; sévit avec moins de rigueur sur les enfants blancs, indigènes ou métis, et sur les créoles, dont plusieurs payèrent tribut au fléau, et épargna d'une manière sensible les femmes même enceintes ou récemment accouchées, en frappant mortellement de préférence les étrangers des climats froids ou tem-

(1) Don Ant. de Ulloa et de Humboldt.

(2) De Humboldt et Bonpland.

(3) 15 personnes sur 100 échappèrent seulement à la maladie (Dr Mascote).

pérés, et les habitants de l'intérieur de la république, où le climat ne rappelle en rien les pays chauds, en raison de l'élévation du sol au-dessus du niveau de la mer.

Comme toujours, la fièvre jaune fit disparaître, pendant son passage, les maladies ordinaires du pays; sa marche ne fut jamais intermittente, son caractère assez uniforme, et son pronostic assez grave, car elle enleva 1691 personnes sur 8,500 malades en six mois, dans la seule ville de Guayaquil, qu'avait fui une grande partie des habitants; 2,374 sur 28,000 dans les environs, et 4,400 dans toute la province, dont la population est évaluée à 56,000 âmes par le docteur équatorien auquel nous avons emprunté les chiffres qui précèdent.

Quant au traitement, il comprit surtout l'usage d'un vomitif léger au début, promptement suivi de l'administration des minoratifs et quelquefois du calomel; les saignées de 3 à 400 grammes produisirent aussi quelques bons effets, mais elles devaient être proscrites après le deuxième jour d'invasion, et remplacées par des sangsues, ou mieux par des révulsifs à la région épigastrique ou aux extrémités inférieures.

Les purgatifs, en particulier les drastiques (1), ne produisirent au contraire aucun bon résultat, ainsi que le quinquina et ses préparations, qui remplissaient cependant certaines indications des convalescences, tandis que les limonades végétales et les frictions excitantes ou camphrées sur tout le corps, et les sudorifiques ainsi que les boissons tempérantes, gazeuses et à la glace, particulièrement dans les cas de vomissements rebelles, ramenèrent un assez grand nombre de malades à la santé, même dans le cas de vomito negro bien constaté; car 17 guérisons, après cette période, se trouvent notées dans le travail que nous venons d'analyser, et qui confirme si pleinement nos observations particulières de Rio, que nous n'avons pu résister au désir d'en donner ici le sommaire.

---

(1) Médecine Leroy, spécialement.

Nous allons maintenant nous occuper des affections qu'on peut rencontrer de tout temps à Guayaquil, et dont la gravité était l'objet de toutes nos craintes en voyant se prolonger le séjour de *la Prudente* dans le Guayas, tant était présente à notre esprit la relation du séjour de la corvette *la Favorite* dans le même fleuve en 1834, et la mortalité qui avait alors frappé 52 hommes sur un équipage de 153 matelots.

Nous arrivions à Guayaquil au milieu de l'hivernage, qui commence en janvier pour finir en mai, et dans les meilleures conditions possibles; car, pour la première fois depuis le départ de France, le poste des malades ne renfermait aucun matelot. Mais bientôt parurent à la visite un assez grand nombre d'hommes porteurs de plaies ulcéreuses nombreuses et souvent profondes, produites par la piqûre des myriades de moustiques et de maringouins, qui ne laissaient de repos à l'équipage que pendant les fortes chaleurs de la journée.

Cet accident, si léger dans nos contrées tempérées, revêt dans les régions intertropicales ainsi que dans les pays du Nord (1) un caractère de gravité auquel on doit accorder une certaine importance par le gonflement considérable qui survient généralement alors sur presque tous les sujets, principalement aux membres supérieurs et inférieurs, et les plaques gangréneuses qui en sont quelquefois la conséquence.

Il est en effet impossible aux matelots d'avoir recours aux moyens de protection et de séquestration (synonyme ici de suffocation) qu'emploient, sans trop de succès du reste, les officiers, en entourant les couchettes de leurs chambres de moustiquaires épaisses, et ce n'est qu'à grand'peine qu'on peut enrayer le mal par des frictions grasses, huileuses ou camphrées, recommandées en pareil cas.

(1) A Terre-Neuve, par exemple, mais à un moindre degré.

J'eus recours dès le début à un moyen tout aussi impuissant à guérir, il est vrai, mais qui procurait un soulagement marqué dans le cas d'éréthisme nerveux et d'irritation morale produit par le prurit des piqûres, c'est-à-dire à l'emploi des bains généraux, dont l'eau pompée directement du fleuve faisait tous les frais, et qui se prenaient pendant toute la durée du jour et de la nuit dans la baignoire de l'hôpital installée à demeure sous le gaillard d'avant. Ce moyen est trop simple et trop utile sous plusieurs rapports, spécialement dans un fleuve comme le Guayas, où la rapidité du courant et la présence des caïmans s'oppose aux bains de l'équipage, pour que je ne le recommande pas tout particulièrement à mes collègues.

Mais là ne pouvaient se borner les affections que nous devions rencontrer dans cette relâche, et dix jours environ après notre arrivée devant la ville, parurent les premiers cas de fièvres de marais, dont l'étiologie se trouve naturellement déterminée par la situation géographique et topographique de Guayaquil, et dont la fréquence, le caractère et le traitement, doivent d'autant plus attirer l'attention des médecins de la marine, que le désastre de *la Favorite* a pendant longtemps, et peut-être même encore, fait ranger les rives de Guayas dans la catégorie des côtes maudites, qu'il faut autant que possible éviter de visiter.

Tout notre équipage subit en effet bientôt l'influence de la constitution éminemment paludéenne du pays, et dès le 5 mars parurent les premiers cas de fièvre franchement intermittente au début, et peu distincts de ceux que l'on observe dans toutes les contrées marécageuses des pays chauds, puis moins caractérisés dans leur durée à leur temps d'apparition, et s'accompagnant quelquefois de symptômes pernicieux, marche générale de l'action des pyrexies maremmatiques sur un équipage soumis pendant un temps assez notable à l'influence des mêmes causes morbifiques.

Ces fièvres furent surtout nombreuses vers la fin de mars et pendant tout le mois d'avril, qui correspond à la fin de la saison pluvieuse, pendant laquelle le thermomètre varie peu de 26 à 32°; elles cessèrent dans les premiers jours de mai, avec l'apparition des premières fortes chaleurs, mais reparurent avec une nouvelle intensité à la fin du même mois et dans le commencement de juin, c'est-à-dire à l'époque du desséchement des savanes, que les inondations du fleuve et les pluies torrentielles de l'hivernage transforment chaque année en vastes marais, et durèrent ensuite jusqu'en juillet, mais plutôt à l'état de récidives que de fièvres de nouvelle invasion.

Les accès étaient franchement périodiques au début, et j'ai du reste remarqué qu'il est en général facile de reconnaître une intermittence franche dans les fièvres de marais des pays chauds *observées à bord*, quelle que soit leur gravité ultérieure; nos matelots supportent presque toujours les premiers prodromes de la fièvre sans demander d'exemption de service, et les questions qu'on leur adresse au moment de leur arrivée au poste permettent le plus souvent de constater l'existence de nausées ou de malaises périodiques, quelquefois de frissons de peu de durée, ayant précédé l'accès complet, pour lequel ils viennent réclamer nos soins.

Aussi croyons-nous utile, d'une manière générale, de faire recommander officiellement aux hommes qui nous sont confiés de se présenter à l'hôpital du bord dès les premières manifestations de la fièvre, et, dans certaines circonstances et certains pays qu'un médecin observateur sait apprécier, de passer nous-même dans les rangs des hommes rassemblés sur le pont pour l'inspection du matin, dans le but de rechercher dans l'examen des traits et de l'attitude des matelots les préludes d'une maladie dont il est toujours plus facile de combattre l'imminence que le développement complet.

Les fièvres de l'hivernage étaient le plus souvent tierces ou quotidiennes au début, et dans un assez bon nombre de cas devenaient promptement continues; mais plus tard elles furent plus communément rémittentes, et c'est en juin et juillet que se montrèrent les cas graves observés pendant notre long séjour dans le Guayas.

L'un d'eux se manifesta vers la fin du mois de mai chez un jeune élève du bord, âgé de 18 ans, et fut remarquable par des symptômes insidieux, dont l'irrégularité et le caractère naissaient en grande partie d'un accroissement trop rapide du corps et d'une susceptibilité morale excessive qui trouvait des aliments fâcheux dans certaines circonstances exceptionnelles du bord ; les accès étaient irréguliers et fugaces, bornés souvent à une céphalalgie orbitaire passagère, à des douleurs lombaires, à quelques frissons plus ou moins prolongés, et s'accompagnèrent promptement de perte presque complète d'appétit, d'où insuffisance de réparation et débilité extrême, conditions sous l'influence desquelles se développèrent sans aucun doute les premiers symptômes d'une tuberculisation pulmonaire qui aurait été funeste dès lors à notre jeune malade s'il n'avait été soustrait le plus promptement possible aux nombreuses causes qui entretenaient sa maladie, d'abord par un débarquement de *la Prudente*, puis par le retour en France, provoqué par le chirurgien-major de la frégate amirale *la Pénélope*, sur laquelle il avait été placé.

Le matelot qui fait le sujet de la 2e observation offre un exemple des accidents typhoïdes qui compliquent assez souvent les fièvres de Guayaquil, et mérite pour cette raison quelques détails.

Leroux (Jean), matelot-charpentier, âgé de 21 ans, entra le 26 mai au poste avec des accès de fièvre quotidienne assez régulière, et présenta dès le soir de ce jour une éruption de sudamina, qui disparut le lendemain pour reparaître quelques jours après; les selles étaient fréquentes et liquides, le ventre douloureux à la pression, le pouls petit, fréquent, la peau chaude et sèche, et la céphalalgie frontale intense.

Ces symptômes s'amendèrent néanmoins sous l'influence des purgatifs salins et des préparations de quinquina, et le septième jour de l'invasion un mieux sensible s'était déclaré et semblait vouloir se maintenir d'une manière définitive, quand, subitement et sans cause appréciable, reparurent les phénomènes morbides, vers le quatorzième jour de la maladie, avec complication d'état adynamique caractérisé par une dépression radicale des forces, subdelirium, somnolence, fuliginosités dentaires, pulvérulence des narines, etc. etc.

J'employai de nouveau les purgatifs contre cette recrudescence de la maladie, et j'eus recours également aux potions musquées contre l'adynamie; mais ces moyens n'apportèrent que peu de changement dans la gravité des symptômes, qui cédèrent plus rapidement au contraire à l'application de vésicatoires entretenus et renouvelés aux extrémités inférieures du corps, révulsif d'une grande utilité dans cette forme des affections paludéennes, en même temps que le sulfate de quinine était hardiment administré contre l'état fébrile continu dans lequel resta plongé le malade pendant plusieurs jours.

C'est sous l'influence de ces divers moyens que la guérison fut obtenue, mais dans les derniers jours de juillet seulement, et la convalescence fut plus longue encore, et ne devint réellement parfaite qu'après le départ de Guayaquil, par la soustraction des causes déterminantes de la maladie.

Plusieurs autres hommes présentèrent, à la même époque, mais à un moindre degré, cet ensemble de symptômes que nous regardons comme une forme insidieuse des fièvres paludéennes, et non comme une affection typhoïde analogue à celle que nous observons en France; remarque importante au point de vue du traitement, dont les indications doivent être tirées bien plus des conditions générales dans lesquelles se trouvent les malades que de signes apparents qui pourraient induire en erreur sur la nature réelle de la maladie.

Le milieu dans lequel on se trouve et l'essence des maladies régnantes indiquent clairement que la seule marche utile est de combattre d'abord l'élément périodique que peuvent masquer quelques complications idiosyncrasiques ou accidentelles; or, pour nous, il n'est qu'un médicament capable de lutter avec succès contre les affections paludéennes, le quinquina et ses dérivés, administrés de manière variable, selon le caractère de la fièvre que l'on veut guérir.

Lorsque des accès sont simples et réguliers, il n'est point utile d'user de fortes doses de quinine, 1 gram. 50 cent. nous semble la limite maximum, qu'on peut ne pas dépasser dans la plupart des circonstances, et c'est dans ces cas, qui s'accompagnent assez souvent soit d'état saburral des voies digestives, soit d'état bilieux, qu'il nous semble nécessaire d'avoir recours à l'administration préalable d'un purgatif salin ou de l'ipéca, non-seulement pour dégager les premières voies, mais encore pour préparer et faciliter l'absorption du médicament, car la purgation produite assez fréquemment par l'ingestion du sulfate de quinine est ainsi presque toujours évitée.

Mais, lorsque la fièvre est rémittente, pseudo-continue ou continue, il serait trop imprudent de retarder l'administration du sel de quinine, et, bien que nous n'ayons pas eu l'occasion d'observer, pendant notre séjour dans le Guayas, les accès foudroyants de quelques fièvres, nous n'hésiterions pas, dans un danger moins grand, à prescrire immédiatement, et sans tenir compte de la recherche souvent impossible de l'apyrexie, le bisulfate quinique, dont l'action nous a toujours paru plus puissante que celle du sulfate ordinaire ou sulfate neutre; précaution qui permet d'arriver à un résultat utile sans qu'on soit obligé d'employer ces doses énormes de 4 et 5 gram. de quinine, que quelques médecins ont préconisées; nous avons rarement dépassé 2 et 3 gram., donnés en plusieurs fois, à intervalles rapprochés, de manière à continuer l'action du médicament, et cette méthode ne peut avoir contre elle que l'amertume extrême du sel de quinine et le dégoût insurmontable qu'éprouvent certains malades pour la solution sulfurique de ce médicament, qui nous semble préférable sous tous les rapports aux pilules et autres préparations proposées dans le but de masquer la saveur désagréable du remède.

Je ne ferai que rappeler ici l'importance du choix de la quinine, quand on doit en user contre des pyrexies aussi graves; ce qui m'engage à consigner, comme observation spéciale, aux médecins de la marine, la nécessité d'un approvisionnement assez considérable de ce médicament, quand un navire est destiné à naviguer pendant de longs mois dans des contrées marécageuses ; il est plus difficile de s'en procurer de pur dans la patrie des cinchona que partout ailleurs, tant sont arriérées les industries chimiques dans les républiques de Bolivie, du Pérou et de l'Équateur, et la connaissance pratique des réactions caractéristiques des alcalis organiques médicaux n'est pas moins indispensable à ceux qui veulent recourir à leur emploi d'une manière efficace et sûre, quand la consommation de chaque jour a épuisé le premier approvisionnement et rendu nécessaires de nouveaux achats.

Il ne peut entrer du reste dans mon plan de donner plus de développements sur les diverses questions que soulève l'administration des diverses préparations de quinquina et leur efficacité relative ; et nous ne parlerons pas davantage des succédanés, qu'on a tour à tour proposés et abandonnés pour les remplacer. Les symptômes des fièvres des pays chauds sont en général si graves que nous n'oserions jamais avoir recours même à l'arsenic, dont l'efficacité a été nettement prouvée dans quelques circonstances, mais dont l'application à bord nous paraîtrait éminemment préjudiciable aux matelots, dans les conditions exceptionnelles d'alimentation et de séquestration auxquelles ils sont forcément condamnés.

Tels sont les faits médicaux principaux observés par nous à Guayaquil. On peut le voir, rien ne nous semble justifier la réputation d'insalubrité radicale faite à cette relâche, si agréable sous tant de rapports par l'aménité de l'accueil des habitants et les grâces de celles que leur beauté a fait nommer avec raison les Géorgiennes de l'Amérique. La vue de la population de la ville et des environs semble du reste faire rejeter au premier abord l'idée d'une santé forcément chétive et malingre, propre aux contrées notoirement insalubres, et les médecins français établis depuis de longues années dans le pays nous ont également rassuré sur ce point (1). Les affections qu'ils ont à traiter sont en effet presque constamment bénignes, semblables au plus grand nombre de celles que nous avons observées nous-même à bord ou à terre, et ce n'est seulement que dans la classe pauvre et dans les quartiers fangeux de la vieille ville que s'observent les fièvres de mauvais caractère, qui ont été peu nombreuses à bord.

Néanmoins la mortalité fut assez considérable à terre pendant notre séjour, spécialement dans les casernes et les hôpitaux militaires, par suite des fièvres pernicieuses, des dysentéries et des hépatiques, dont l'étiologie doit être rattachée en grande partie aux conditions politiques au milieu desquelles nous avons passé tout le temps de notre relâche.

Les habitants se préparaient alors à résister à l'invasion d'un général exilé, dont la flotte, composée de quelques navires de commerce et d'un vapeur armés en guerre, vint bloquer l'entrée du fleuve pendant plusieurs mois ; et bien que de tels préparatifs soient loin d'entraîner dans la république de l'Équateur, dont l'armée au grand complet n'a jamais dépassé sous nos yeux 1800 fantassins ou cavaliers, les conséquences d'encombrement d'hommes et de choses, inévitables en Europe, on doit tenir compte de cette réunion de soldats enlevés à la culture des terres, et venus pour la plupart du haut pays, car ses résultats fâcheux ont été constatés par tous les historiens des guerres de la conquête espagnole et de l'indépendance, principalement sur les Indiens, auxiliaires forcés que les conquérants d'autrefois, imités par les ambitieux de nos jours, traînaient à leur suite, et qui mouraient presque tous peu après leur arrivée dans les *terres chaudes* (1).

---

(1) J'invoquerai tout particulièrement l'opinion du Dr Destruges, dont l'aménité est bien connue des médecins qui visitent Guayaquil.

(2) Ant. de Ulloa, P. Juan de Velasco.

A part ces circonstances exceptionnelles, nous ne pouvons admettre l'opinion de l'auteur d'une thèse soutenue en 1835 à Montpellier sur l'épidémie de *la Favorite*, dans laquelle on représente l'entrée du Guayas défendue par un fléau destructeur qu'il faut à tout prix éviter. Nous avons lu avec toute attention cette dissertation inaugurale et le rapport de fin de campagne qui lui sert de base, et il nous a été impossible d'y voir la preuve de l'existence d'un « typhus irrégulier et contagieux, » titre que l'auteur lui-même semble donner sous forme dubitative (1) à l'affection qu'il a décrite. Pour nous, elle doit être rangée dans la classe nosologique des fièvres rémittentes bilieuses et pernicieuses, fréquentes dans l'Équateur, et qui ont pu prendre au moment du passage de *la Favorite* une intensité toute particulière.

Rien ne rappelle en effet le typhus dans l'invasion, la marche, la durée et les conséquences de la maladie qui fait le sujet de cette thèse.

Elle apparut subitement à bord devant Guayaquil le 6 avril, trois jours après l'arrivée de la corvette, qui avait subi l'influence paludéenne depuis le 22 mars, jour de son entrée dans le fleuve, et pendant un mouillage de quelques jours à la Puna.

Deux hommes tombèrent étourdis ce jour-là sur le pont pendant l'inspection du commandant, et ce fut là le début de l'épidémie, qui présentait deux périodes distinctes.

La première était caractérisée, selon l'auteur, par une fièvre d'abord continue, mais qui passait le plus souvent au type tierce du cinquième au sixième jour d'invasion, sans diarrhée ni constipation, bien qu'il y eût des signes d'irritation gastro-intestinale, soif vive, nausées, langue blanchâtre au début, puis sèche et brunâtre au centre, rouge sur les bords et à la pointe, pouls faible et lent, puis fort et fréquent.

---

(1) Thèse de Montpellier, 22 juin 1835, p. 7.

Du reste, point d'*exanthème d'aucun genre* pendant toute la durée de la maladie, et des apyrexies plus ou moins longues, notées dans quelques observations données *in extenso* (1).

Quant à la seconde période, rien autre chose que des symptômes d'ataxie ou d'adynamie rappelant le cas que nous avons cité, et quelquefois délire monomaniaque, si souvent observé dans les fièvres pernicieuses, dont il peut être utile de bien noter les expressions symptomatiques ou les localisations variées, parce qu'elles fournissent les indications secondaires du traitement; mais qui peuvent toutes se ranger sous deux chefs génériques, selon qu'il y a excès et perversion ou dépression des forces vitales de notre économie.

Dans l'épidémie dont j'essaye d'indiquer les principaux caractères, la maladie se terminait soit par la mort, survenue le plus souvent dans les deux premiers septénaires, principalement les 4e, 6e, 7e, 9e, 11e, 13e et 14e jours, soit par une convalescence lente et pénible, qui suffirait à elle seule à caractériser l'affection primitive par la recrudescence des accidents périodiques, la difficulté de réparation nutritive, les localisations morbides, suite naturelle des fièvres de marais, telles qu'engorgements de la rate ou du foie, ascites, hydrothorax, entérites chroniques et dysentérie, qui enlevèrent un nombre de malades presque aussi considérable que l'épidémie elle-même, puisque ces complications figurent au chapitre de la mortalité pour 24 décès survenus du 18e jour au 134e, tandis que le chiffre des morts ne s'élève qu'à 27 pendant le séjour de la corvette dans le Guayas.

L'éloignement du foyer d'infection n'est point en effet un remède radical contre les affections paludéennes, comme il l'est généralement au contraire pour le typhus et la fièvre jaune; les convalescences des fièvres de marais sont toujours lentes, laborieuses,

(1) Celle du matelot Lhéritier, p. 21, particulièrement.

sujettes aux récidives, et leurs conséquences les plus bénignes démontrent l'inaptitude foncière des Européens pour un acclimatement réel dans les pays chauds.

Quant au traitement employé dans un pareil désastre, il ne nous paraît pas avoir été à la hauteur du mal ; le médecin de *la Favorite*, imbu des doctrines de Broussais, n'employa que timidement le sulfate de quinine, et ne tint pas assez compte du succès même partiel de l'administration des faibles doses de 30 à 60 centigrammes à quelques-uns de ses malades (1). Mais il faut aussi se reporter à près de trente années en arrière, époque où les sels de quinine étaient bien moins employés que de nos jours, et leur administration bien moins régularisée qu'elle ne l'est aujourd'hui ; et le dévouement héroïque que montrèrent alors les chirurgiens (2) et les officiers, à la tête desquels était alors le capitaine de frégate Hamelin, maintenant amiral de France, sénateur et ministre de la marine, ne saurait être compris que par ceux qui peuvent se représenter *la Favorite* encombrée, de la dunette au faux-pont, de 120 officiers ou matelots malades ou mourants. Nul doute qu'un grand peintre pût trouver là le sujet d'une belle toile par le contraste du spectacle qu'offrait la corvette descendant le fleuve, et promenant ainsi la mort au milieu des splendeurs de la création.

On avait cru bien faire, dans l'impossibilité de quitter le Guayas, par suite de la mission dont avait été chargé le navire, de fuir Guayaquil pour l'île de la Puna, située, comme je l'ai dit, à l'entrée du fleuve ; mais, indépendamment des manœuvres pénibles des ancres pendant la descente, le manque presque total de ressources de tout genre dans le village de l'île qui garde le Guayas, et la présence de nombreux bancs de vase limoneux, découvrant à basse mer dans ce point, sont autant de circonstances qui me porteraient à ne pas

---

(1) Page 21.

(2) Un d'eux fut victime du fléau.

conseiller de suivre cet essai, que l'expérience a du reste condamné dans l'épidémie qui nous a si longtemps occupé.

Devant les mêmes exigences de service, mieux vaudrait, à notre avis, faire ce qu'on parvint à réaliser à Payta, première ville du nord du Pérou, placée dans de toutes autres conditions que le Guayas, c'est-à-dire louer une ou plusieurs maisons à terre, ou au besoin camper dans un point élevé des rives du fleuve, à proximité de la ville, et purger ainsi l'épidémie.

Quoi qu'il en soit, et pour résumer notre opinion médicale sur Guayaquil, nous ne croyons mieux faire que reproduire ici l'extrait suivant d'un rapport qu'a bien voulu nous communiquer le chirurgien distingué qui centralisait le service de santé de notre station à bord de *la Pénélope,* qui vint rejoindre *la Prudente* dans le Guayas pendant les deux derniers mois de notre relâche, et dire avec M. Favre, dont nous sommes heureux de voir l'opinion soutenir la nôtre de son autorité :

« Après les faits précédents observés durant notre séjour à Guayaquil, qui ne serait pas convaincu que les pyrexies marécageuses dominent la pathologie de ce point géographique, et que le quinquina est appelé à jouer un des principaux rôles dans l'arsenal de sa thérapeutique? En effet, qu'avons-nous vu à cette époque?... Une ville assise dans un terrain plat et située presque sous l'équateur ; un grand fleuve charriant incessamment des troncs d'arbres, des cadavres de caïmans, des arbustes, des plantes, des ilots entiers de végétaux de toute sorte, qui roule ses eaux limoneuses entre deux rives basses, bordées tantôt par de vastes savanes, tantôt par des bois impénétrables, et qui baigne ou découvre alternativement les racines d'une immense quantité de palétuviers, à cause du flux et du reflux des eaux de la mer. Ajoutons une chaleur accablante pendant le jour, avec un soleil ardent qui darde ses rayons sur de grandes masses de détritus végétaux en putréfaction pour en évaporer les miasmes pestilentiels, enfin des nuits fraîches et pleines de rosée, moyen de concentration et véhicule naturel de ces mêmes miasmes.

Ne voilà-t-il pas une réunion complète, puissante, des conditions paludéennes les plus efficaces à la production des fièvres de marais? Aussi bien est-il arrivé ce qui ne pouvait pas manquer d'avoir lieu dans un équipage non acclimaté : le développement de fièvres intermittentes franches d'abord, puis de fièvres rémittentes, pseudo-continues, et enfin continues, avec des caractères particuliers de malignité dans les cas graves où l'affection se prolongeait. Dans toutes, du reste, nous avons administré, comme base de traitement, le quinquina avec un succès incontestable et à des doses proportionnées à la grandeur du mal, doses qui, selon la pratique ordinaire des pays chauds, étaient toujours supérieures à celles prescrites pour les affections paludéennes d'Europe; dans les cas même de fièvres continues qui revêtirent plusieurs des formes de la fièvre typhoïde, nous donnâmes avec bonheur la quinine, en saisissant le moment opportun de son administration. Nous ne perdîmes aucun malade dans cette partie de la campagne, et nous constatâmes du moins ce principe de consolante sécurité, que si dans certaines circonstances malheureuses de station sous des latitudes brûlantes, il se développe parfois un assez grand nombre de ces graves pyrexies, le médecin *qui se garde* dispose toujours de deux grands éléments de succès contre le mal : un remède héroïque, la quinine, et la surveillance attentive de ses malades, afin de déterminer exactement l'heure de son emploi » (1).

Ici se terminerait la relation purement médicale de notre relâche dans l'Équateur, si je n'avais à mentionner encore quelques cas de dysentérie, affection endémique du pays pendant l'été, et surtout celui qui survint chez un de nos matelots dans les premiers jours de juillet; cette maladie fut assez facilement enrayée au début par l'emploi prolongé des pilules d'ipéca, de calomel et d'opium selon

(1) A. Favre, chirurgien principal de la marine, rapport médical sur la campagne des mers du Sud en 1851, 1852 et 1853.

la formule de Segond, mais elle reparut à la mer après une forte indigestion du malade, et fut désormais rebelle aux mêmes moyens, aux préparations opiacées et au traitement albumineux du Dr Mondière. L'acétate de plomb, à la dose de 0 gr. 15 et 0 gr. 20, produisit seul un soulagement marqué, et tout faisait espérer un rétablissement complet, quand de nouveaux excès de nourriture, spécialement une écuellée énorme de lentilles, amena de nouveaux accidents qui résistèrent à tous les traitements dirigés contre eux.

L'observation rigoureuse de la diète sera toujours la plus grande difficulté du traitement de la dysentérie dans la pratique navale, par suite du contact immédiat et continuel des hommes, qui rend impraticable à bord la surveillance, qu'il est si difficile de rendre parfaitement efficace dans les hôpitaux de terre, pour vaincre la compassion homicide des amis et parents des malades.

Quant aux causes de cette affection, je ne ferai point entrer en ligne l'eau de fleuve, qui constitue la boisson ordinaire des habitants et des étrangers, qui la recueillent directement dans le Guayas vers la fin du jusant de chaque jour pendant l'hiver, et qui vont la chercher dans le haut de la rivière quand les fortes chaleurs de l'été ont fait baisser le niveau des eaux ; notre équipage en a constamment usé, et je n'ai vu survenir aucun accident de son emploi.

Cette observation ne fait que confirmer, du reste, celle de tous les voyageurs, qui proclament l'eau du Guayas éminemment salutaire, sans qu'on puisse cependant admettre la propriété merveilleuse que lui reconnaît Herrera, de guérir radicalement la vérole, par suite de la macération des nombreuses tiges et racines de la salsepareille qui croît sur les bords du fleuve ; cette dilution est pour nous trop homœopathique.

Guayaquil devait enfin nous fournir l'occasion de pratiquer une opération grave (et je crois unique dans la science) dans un cas de plaie du larynx produite dans un suicide. L'observation détaillée qui va suivre me permettra de terminer ce long chapitre sans entrer dans des développements que ne peut comporter la nature de cette thèse, et qui trouveront mieux leur place dans un essai monographique sur les plaies du larynx, que le fait qu'on va lire m'a conduit à étudier d'une façon toute particulière.

Observation de section transversale complète du larynx suivie de guérison en vingt-trois jours.

Le 1er avril 1852, en rade de Guayaquil (Équateur), l'infirmier de la corvette de guerre française *la Prudente* me prévient qu'un matelot du bord vient de se couper la gorge.

Cet homme, étant aux fers pour voies de fait envers un supérieur, et sous le coup d'un jugement grave, s'est emparé d'un des rasoirs du barbier du bord, occupé près d'autres prisonniers, et s'est porté, d'une main assurée, deux coups de cet instrument à la partie antérieure et supérieure du cou, sans qu'on ait eu le temps de s'opposer à son dessein.

Livinec (Adolphe-Louis), matelot de 3e classe, né à Brest (Finistère), est âgé de 20 ans et demi, d'un tempérament bilioso-sanguin et d'un caractère énergique.

A mon arrivée près de lui, je constate ce qui suit :

Livinec est à genoux, soutenu par l'infirmier et deux matelots; sa figure exprime la stupeur la plus profonde; la face est froide, le pouls petit, la respiration anxieuse et peu fréquente, souvent accompagnée de toux.

Une quantité de sang d'environ 600 grammes est répandue dans l'entre-pont et sur un plateau placé au-dessous de la plaie ; l'hémorrhagie continue, mais en nappe, et sa coloration est purement veineuse.

Après m'être assuré qu'aucune artère importante ne fournit de sang, je poursuis l'examen de la plaie.

Elle présente une étendue totale de 14 centimètres, siége au niveau de la saillie médiane et supérieure du cartilage thyroïde, désignée vulgairement sous le nom de *pomme d'Adam*, et s'étend de l'un à l'autre muscle sterno-cléido-mastoïdien. Le rasoir semble avoir été dirigé de gauche à droite et avoir reçu une forte impulsion de la main droite du blessé.

La peau est nettement divisée dans toute l'étendue de la plaie, ainsi que le peaucier; elle semble brider en haut la région sus-hyoïdienne du cou par sa contraction latérale de la lèvre supérieure; à la lèvre inférieure, elle s'est rétractée fortement de haut en bas, entraînée par le peaucier, et laisse à nu toute la partie antérieure du cartilage thyroïde.

Le muscle sterno-cléido-mastoïdien gauche, sur lequel a commencé l'action de l'instrument, est superficiellement lésé; quelques fibres seulement sont complétement divisées sur son bord interne. Le sterno-mastoïdien droit l'est davantage, l'incision légèrement oblique a compris tout le tiers interne du muscle.

Le cartilage thyroïde est à nu dans ses parties antérieure et latérales, le muscle sterno-hyoïdien complétement divisé des deux côtés, et il ne reste plus du thyro-hyoïdien que deux touffes musculaires à peine saillantes, au point d'insertion sur ce qu'on a désigné sous le nom de ligne oblique.

Le muscle constricteur inférieur du pharynx (crico-thyro-pharyngien) est aussi complétement divisé, quelques fibres insérées sur le bord postérieur du cartilage restent seules au fond de la solution de continuité.

Tel est l'état de la plaie extérieure; l'écartement des deux lèvres varie selon le degré d'inclinaison de la tête sur la poitrine, et ne peut par suite se mesurer de manière précise.

Le cartilage thyroïde est nettement divisé un peu au-dessous de l'angle saillant en bas, formé par l'échancrure médiane de son bord supérieur; la section est telle que ce bord, ordinairement un peu sinueux, présente une surface parfaitement régulière et droite, et la division s'étend (les grandes cornes comprises) jusqu'à la face postérieure du pharynx, qui forme le fond de la plaie.

La partie inférieure du cartilage est renversée de telle sorte que l'ouverture supérieure du larynx regarde presque directement en avant, et que la paroi postérieure, que l'on a comparée à un petit baril, est entraînée en haut.

On distingue parfaitement par l'ouverture laryngienne les détails anatomiques de la glotte et les premiers anneaux de la trachée, dont la coloration est rose pâle; on peut constater aussi que l'incision a porté un peu au-dessus des cordes vocales supérieures.

Sur le côté droit du cartilage, le bouquet artériel carotidien est tout à fait à nu; des troncs volumineux, représentant les artères faciale, linguale et thyroïdienne supérieure, sont réduits à leurs tuniques propres, et leurs pulsations sont si fortes et si visibles que je crus, en arrivant près du blessé, à une lésion plus profonde.

Dans la lèvre supérieure de la plaie, l'os hyoïde est fortement relevé, et la section des muscles sous-hyoïdiens parfaitement nette.

L'épiglotte, entraînée en haut, est totalement séparée du larynx et forme une sorte de voûte horizontale au-dessous du plan supérieur de la solution de continuité.

Le fond de la plaie, constitué par le pharynx, dont la cavité est presque entièrement détruite par la section des parois latérales et antérieure, donne passage à la salive et aux mucosités de l'arrière-bouche, qui, réunies au sang veineux, s'écoulent constamment de toutes les parties de la plaie, s'introduisent parfois dans l'ouverture béante du larynx, et déterminent de fortes quintes de toux.

L'examen de la plaie terminé, et après les soins préliminaires à toute opération, je me décidai à tenter la réunion immédiate au moyen de la suture; mais l'impossibilité de mettre en contact les deux parties du cartilage thyroïde sans un fort moyen d'union m'engagea à appliquer de chaque côté de la plaie, et à environ 1 centimètre et demi de l'angle antérieur de ce cartilage, deux fortes ligatures embrassant dans leur anse l'os hyoïde et une partie du thyroïde, dont le rebord supérieur divisé n'aurait pu supporter l'effort des fils.

Je portai donc, à l'aide d'une aiguille courbe à suture de grande dimension, fixée à l'extrémité du porte-aiguille Foullioy, un fil double ciré : d'abord par-dessus l'os hyoïde, au niveau de ses petites cornes, en agissant de bas en haut et de dehors en dedans, dans la lèvre supérieure de la plaie, de chaque côté de l'épiglotte et sans l'intéresser; la même aiguille traversa, dans un second temps, la partie latérale de la portion inférieure du cartilage thyroïde de dedans en dehors, immédiatement au-dessus de la corde vocale supérieure; la peau ne fut point comprise dans la ligature.

L'opération pratiquée de chaque côté, et après quelques soins relatifs au sang épanché à la surface de la plaie, les fils furent fixés par deux nœuds, de manière à obtenir un contact aussi complet que possible entre les deux lèvres de la partie profonde de la blessure; la tête fut fortement fléchie en avant, à l'aide d'un bandage approprié, pour faciliter l'action des liens par la position; les bouts des ligatures furent placés dans chaque angle latéral de la plaie, et la peau abandonnée à elle-même.

L'opération fut du reste assez longue, à chaque instant interrompue par des efforts de toux ou des cris sourds et confus du blessé, et se termina par un pansement avec charpie et compresse légèrement assujettie autour du cou.

Dans cet état, la respiration se faisait à la fois par la plaie et par les voies ordinaires, et il y avait issue au dehors, principalement à droite, de matières mucoso-sanguinolentes, surtout pendant la toux; la voix était plus distincte.

Le même jour, à trois heures du soir, le blessé est tranquille; la respiration est assez bruyante, un peu moins fréquente que le matin; le pouls est faible, à 76, sans chaleur à la peau. Le malade est couché sur un lit de fer dans le faux-pont; le décubitus est dorsal, et la tête fortement fléchie en avant par le bandage, des oreillers la soutiennent en arrière; l'écoulement continue à droite de la plaie; moins de toux, soif.

Prescription : diète; veiller à ce que le malade conserve la position donnée; pansement le soir; orange pour humecter ses lèvres; garde jusqu'à une heure du matin, deux visites dans le reste de la nuit.

2 avril. Vers deux heures du matin, agitation, insomnie; le blessé se débarrasse du bandage, malgré l'infirmier; néanmoins les ligatures ont résisté, mais les lèvres de la plaie n'ont pas conservé leurs rapports et le cartilage thyroïde fait largement saillie en avant. A la visite, pouls fréquent, à 94; respiration assez facile et moins souvent gênée par la toux; l'écoulement persiste au même degré; le malade fait signe qu'il a faim.

Diète le matin; le soir quelques cuillerées de bouillon concentré sont données, et une petite quantité passe dans l'estomac, le reste s'écoule au dehors. La position est rétablie, et un service de garde est établi pour prévenir toute nouvelle tentative de détruire le bandage; pansement ordinaire. Je fais de plus espérer à Livinec que l'amiral voudra bien annuler les poursuites commencées contre lui.

3 avril. Le malade a été plus tranquille; le pouls est plein, à 98; peau un peu sèche, respiration assez facile, quelques crises de toux, peu de suppuration, grande sécheresse de la bouche, fatigue extrême causée par la position.

Quelques cuillerées de bouillon de poulet; même service de garde, même pansement; décubitus latéral droit pour faciliter l'écoulement des matières du même côté; reposer le blessé, éviter la toux et favoriser la réunion à gauche.

4 avril. Le malade n'a pas dormi, il fait entendre qu'il désire du lait et prononce ce mot d'une voix voilée; pouls un peu dur et fréquent, à 100; peu de suppuration, moins de toux. Bouillon de poulet et lait pris par cuillerées, opium 0,05, le soir, en trois prises.

5 avril. Pas de sommeil; pouls fréquent, à 115; peau un peu sèche, peu de suppuration; pas de selles depuis trois jours. La partie apparente du cartilage thyroïde semble couverte de bourgeons char-

nus très-pâles, l'écoulement persiste à droite; une portion des boissons s'écoule toujours par cette voie, en provoquant de la toux. — Prescription comme hier, et de plus lavement émollient.

6 avril. Un peu de sommeil pendant la nuit; pouls moins fréquent et moins dur, à 96; la plaie profonde semble tendre à une cicatrisation rapide à gauche; l'écoulement est moins abondant à droite, mais persiste toujours; quintes de toux plus rares, respiration facile; pas de selles; la peau de la lèvre inférieure de la plaie s'est recroquevillée en dedans sur la ligne médiane, et quelques adhérences se sont même établies.

Bouillon et lait; dissection légère de la peau en bas et réunion des deux lèvres par deux points de suture simple, situés de chaque côté du cartilage thyroïde, de manière à fermer complétement la plaie extérieure, à l'exception des points de sortie des ligatures profondes.

Surveillance du pansement, lavement huileux.

7 avril. Pouls à 88, peu de suppuration, les ligatures sont en place, l'écoulement des boissons diminue à droite, respiration facile; une selle. — Mêmes soins.

8 et 9 avril. Pouls à 75-76, mieux; une selle.

10 avril. Un point de suture a cédé en haut et à droite; pouls à 87, un peu de chaleur à la peau; les deux lèvres de la plaie cutanée sont parfaitement réunies, excepté à droite, où l'écoulement persiste en suintant.

Les ligatures intérieures et extérieures sont enlevées, les premières à l'aide d'un bistouri porté profondément le long des fils extérieurs pour déruire l'anse, les secondes par une simple section; grande surveillance des mouvements du malade pour maintenir la position inclinée de la tête.

11 avril. Pouls à 78, même état, l'écoulement a presque cessé. — Mêmes prescriptions, soupe légère.

12 avril. Sensation de quelque chose d'insolite dans l'arrière-bou-

che (1), développement actif des bourgeons charnus, plus d'écoulement extérieur. — Fécule et soupe.

· Le 13. Cicatrisation presque complète à gauche, la sensation d'hier n'existe plus. — Augmentation progressive de la quantité des aliments.

Le 17. Cicatrisation complète à droite. On doit réprimer les bourgeons charnus avec le nitrate d'argent.

Le 23. Livinec veut reprendre son service ; quelques bourgeons charnus persistent encore, et la guérison est complète le 30 avril, un mois juste après la blessure, de la gravité de laquelle l'amiral Odet Pellion voulut bien tenir compte, en épargnant au blessé les conséquences graves de l'acte de rébellion dont il s'était rendu coupable (2).

Je me propose du reste de faire ressortir les diverses circonstances physiologiques ou pathologiques de cette observation, ainsi que les règles du traitement à suivre en pareil cas, dans le travail complet que je compte publier très-prochainement sur les plaies du larynx.

Je dois consigner ici tous mes remercîments pour le concours amical qu'a bien voulu me prêter pendant l'opération le docteur anglais Churchill, médecin de la Faculté de Paris, établi à Guayaquil pendant le séjour de *la Prudente,* et puisque le nom de cet ami vient naturellement trouver sa place dans ma relation, je rappellerai également le fait chirurgical assez remarquable d'une luxation scapulo-humérale droite datant de plus d'un mois, réduite à terre, par nos communs efforts, sur un athlétique matelot américain (après deux séances infructueuses), à l'aide d'inhalations prolongées de

(1) Peut-être un peu d'œdème.

(2) Depuis cette époque, Livinec m'a fait donner fréquemment de ses nouvelles, et j'ai appris, il y a un mois, son départ pour la pêche de la baleine sur un navire du commerce (juin 1858).

chloroforme et de tractions opérées progressivement par l'emploi d'un petit palan de chaloupe apporté du bord.

J'eus du reste plusieurs fois l'occasion d'avoir recours au chloroforme pendant notre séjour dans le Guayas, spécialement chez le commandant de *la Prudente,* pour pratiquer de profondes incisions dans un phlegmon de la main, survenu par suite de la morsure d'un petit ouistiti, et je me servis constamment du cornet proposé par M. Reynaud, premier chirurgien en chef de la marine, directeur du service de santé du port de Toulon, procédé sur lequel j'ai depuis appelé l'attention pendant la discussion académique des anesthésiques, en démontrant, par l'analyse d'un grand nombre d'observations spéciales recueillies à Toulon, l'innocuité complète du chloroforme, administré par cet instrument à doses constamment fixes, ne dépassant presque jamais 10 grammes, pour arriver à l'insensibilité chirurgicale la plus parfaite (1).

CHAPITRE VII.

VISITE DES PRINCIPAUX PORTS DU CHILI ET DU PÉROU, DE SAN-CARLOS DE CHILOÉ AU CALLAO

(30 juillet 1852 — 17 avril 1853).

Les huit mois qui suivirent notre long séjour à Guayaquil furent consacrés à une navigation presque constante sur les côtes du Pérou et du Chili, dont *la Prudente* visita les principaux ports; aussi cette partie de notre campagne se prête-t-elle peu à des considérations générales, étrangères aux renseignements médicaux recueillis dans chaque relâche.

---

(1) Voir *Gazette des hôpitaux civils et militaires*, 1857.

Notre départ du Guayas fut néanmoins marqué par des rechutes de fièvres intermittentes, dont j'ai précédemment indiqué le caractère. Ces récidives, en général bénignes, n'exigèrent d'autres soins que l'administration de quelques doses de quinine, dont l'emploi ne doit jamais être suspendu après quelques jours d'apyrexie, mais bien continué selon le caractère de la fièvre et les époques des accès, si l'on veut obtenir une parfaite guérison : prescription importante bien connue, mais que la vie commune du bord rend plus facile à suivre ponctuellement.

Deux hommes cependant conservèrent, pendant plusieurs mois, des accès irréguliers et tenaces, qui ne cédèrent qu'à un traitement sévère et prolongé, qui consistait principalement dans l'emploi de purgatifs salins, destinés à remédier à l'état saburral qui s'oppose à l'énergie digestive, si nécessaire dans la convalescence des fièvres de marais ; de sulfate de quinine, donné les septième et onzième jours, époque la plus ordinaire des récidives, et du quinquina sous forme d'extrait ou d'œnolé, comme préparation tonique.

La traversée de Guayaquil au Callao fut aussi remarquable par la chute de deux matelots de la mâture à la mer, accident presque toujours mortel quand la chute a lieu sur le pont, et fort grave dans les autres cas, non-seulement par la hauteur de laquelle les hommes sont précipités, mais encore par les chocs presque inévitables du corps, ainsi lancé dans l'espace, avec les parois du navire.

Il n'en résulta pourtant qu'une forte contusion du poignet pour l'un des matelots, tombé directement à la mer et sauvé par un canot, ainsi qu'une fracture transversale de la jambe droite chez le second, sous l'effort duquel la garcette du riz de misaine se brisa, et qui, perdant l'équilibre, tomba sous le vent et fut arrêté près de la coupée (1).

(1) Partie du bastingage par laquelle on entre ordinairement à bord.

Cette fracture, produite par la rencontre du corps avec le tangon de tribord, occupait à peu près le point d'union du tiers supérieur avec les deux tiers inférieurs de la jambe; elle était seulement compliquée de forte contusion, avec légère déchirure de la peau, et de déplacement très-borné des fragments, qui chevauchaient de quelques millimètres l'un sur l'autre: aussi fut-elle facilement réduite et guérie avec une telle précision, qu'il était impossible, après quelques mois, de reconnaître le point primitivement lésé.

J'employai dans ce cas d'abord le bandage de Scultet, puis un bandage inamovible à la dextrine, qui me paraît présenter, dans la pratique chirurgicale à bord des navires, un notable avantage sur tous les autres moyens de contention, non-seulement parce qu'il met les fragments osseux à l'abri de tout déplacement pendant les mouvements incessants de roulis et de tangage, jusqu'à leur consolidation complète, mais encore parce qu'il peut servir d'excellent moyen de protection contre les abordages (1), si fréquents dans les faux-ponts et échelles des petits navires, quand le blessé commence à pouvoir marcher.

Il suffit alors d'enlever une lanière longitudinale, plus ou moins étendue en largeur, sur la partie antérieure de la bottine dextrinée (ce que la diminution du volume du membre conduit souvent à faire peu après l'application du bandage); puis de rapprocher les bords de la solution de continuité, ainsi produite, à l'aide des lacs ordinaires de fracture fixés par l'enduit dextriné, de manière à maintenir ainsi au devant de la partie fracturée une sorte de cuirasse ou de soutien.

Le cadre ordinaire du bord doit être aussi choisi de préférence aux lits en fer, comme l'appareil hyponarthécique le plus naturel et le meilleur auquel on puisse recourir à bord.

Notre retour au Pérou en septembre fut marqué par l'apparition de nouveaux cas de dysentérie grave, dont la guérison fut d'autant

---

(1) Synonyme de choc, dans le langage pittoresque du marin.

plus rapidement obtenue à l'aide des pilules de Segond et de la diète, que l'exemple de la mort récente du matelot dont j'ai précédemment parlé rendit les malades d'une docilité extrême aux prescriptions diététiques.

La corvette partit peu après pour les régions plus froides du Chili, où reparurent en assez grand nombre les affections des voies respiratoires, dont les variations brusques de température observées à Valparaiso pendant les mois de septembre et octobre donnent parfaitement la raison d'être. Les matinées sont très-chaudes en effet à cette époque de l'année qui correspond à notre été; mais, dès que la brise ordinaire du sud s'est levée, c'est-à-dire au milieu du jour, la température baisse subitement de plusieurs degrés, et cet état de l'atmosphère dure jusqu'à une heure plus ou moins avancée de la soirée, au grand détriment des hommes de quart, qui, inoccupés le plus souvent après le branle-bas du soir, s'endorment sur le pont, malgré les ordres formels de service et la plus active surveillance.

Les mêmes affections régnèrent à bord dans la traversée de Valparaiso à Chiloé, pendant le séjour que nous fîmes dans cette île et durant le voyage de retour, qui comprirent les derniers mois de l'année 1852; car les angines, bronchites et laryngites, figurent presque seules sur les cahiers de visite de cette époque, avec un bon nombre d'abcès et de panaris, observés non-seulement à bord, mais à terre et sur les navires de commerce où je fus appelé à donner des soins.

Les autres maladies du tableau nosologique des derniers mois de l'année appartiennent à la classe des affections vénériennes, très-nombreuses à Valparaiso et surtout à Talcahuano, relâche ordinaire des baleiniers, dont le passage est constamment marqué, dans les ports de l'océan Pacifique, par la gravité et la multiplicité des accidents syphilitiques communiqués à la population.

Chiloé, moins fréquenté, présente moins de danger sous ce rapport, et San-Carlos serait, à notre avis, une relâche des plus utiles pour les divers navires de la station et pour ceux de la division navale de l'Océanie, parce qu'ils y trouveraient à bas prix des approvisionnements de toute sorte, principalement des pommes de terre, des poules, du bétail, etc., ressources fort chères et très-peu abondantes dans presque tous les autres ports.

C'est vers cette dernière ville, aussi nommée Ancud (1), et vers Castro, que le gouvernement chilien dirige plus spécialement l'émigration européenne, et les colonies allemandes introduites dans l'île ne tarderont pas à rendre très-important ce point extrême de la civilisation sur la côte occidentale d'Amérique; je dois cependant ajouter que le climat y est excessivement humide, ce qui a fait dire à quelques voyageurs que la saison des pluies y durait treize mois.

Avec l'année 1853, commença notre visite aux nombreux ports que leur position entre Valparaiso et le Callao a fait nommer *intermedios*, et par lesquels sortent les produits, de jour en jour plus nombreux, des mines de cuivre et d'argent de cette partie des Cordillières.

Coquimbo fut le premier de ces ports : c'est une bourgade, située à quelque distance de la Serena, capitale de la province, ainsi que l'avaient souvent réglé les premiers conquérants espagnols dans la fondation des villes de leurs possessions d'Amérique, non-seulement dans le but de soustraire leurs richesses aux tentatives hardies des flibustiers du Pacifique, mais aussi pour placer les villes principales en dehors de la sphère des affections plus graves des bords de la mer.

Les maladies régnantes ont néanmoins peu de gravité dans cette partie de la côte ; on rencontre seulement quelques fièvres intermittentes dans les environs de la Serena, avec complication d'état bilieux durant l'été, qui dure, au Chili, de décembre au mois de

(1) Du nom d'un Indien que les Espagnols y rencontrèrent lors de la conquête.

mars, et pendant lequel le thermomètre atteint fort rarement 30° cent.

La Caldera, dont l'importance a pris depuis quelques années un accroissement extrême par suite de la découverte et de l'exploitation des riches mines d'argent de Copiapo, Chanarcillo et Tres Puntas, n'offre rien de bien particulier, et présente une assez grande analogie de conditions topographiques et hygiéniques avec Cobija, relâche suivante et seul port par où puissent pénétrer directement en Bolivie les produits du commerce étranger.

Néanmoins les fièvres intermittentes y sont plus rares, et l'on y rencontre moins d'hépatites et de dysentéries, qui constituent les maladies principales du port bolivien, en raison peut-être de la mauvaise qualité et du peu d'abondance des eaux de cette dernière relâche, où le plus agréable cadeau qu'on puisse faire consiste en un ou plusieurs barils de l'eau des caisses du bord. Les affections de l'utérus y sont aussi assez fréquentes, si j'en juge par le nombre de personnes qui réclamèrent mes conseils pour ce genre d'affections.

Après Cobija, vient Iquique, petite ville péruvienne bâtie sur un sol de nitrate de soude, et dont les affections sont à peu près semblables à celles que je viens d'énumérer.

Puis Arica, ville plus importante par elle-même et par le voisinage de Tacna, et qui jouit, de plus que les précédentes, du précieux avantage d'une vallée fertile, plantée de beaux oliviers, et passablement arrosée, ce qui n'a lieu que très-rarement sur la côte aride et sèche qui s'étend de Coquimbo à Pisco; on y est cependant exposé aux fièvres intermittentes et rémittentes graves en été, ainsi qu'aux dysentéries.

Islay, petit port voisin d'Arequipa, nous parut moins favorisé, ainsi que les îles Chinchas, vaste dépôt de guano, dont les vapeurs ammoniacales et les parcelles, sans cesse agitées dans les travaux d'extraction et d'embarquement, suffisent à expliquer le nombre et la gravité des ophthalmies qu'on y observe.

Le Callao nous revit enfin en février 1853, saison qui correspond à l'été du Pérou ou *temporada*, pendant laquelle les habitants de Lima et des villes de l'intérieur viennent prendre les bains de mer et jouir de la température uniforme et peu élevée de cette partie de l'Amérique, qui, par suite de sa position rapprochée de l'équateur et des brouillards ou *garuas* qui règnent chaque soir, réunit dans sa géographie médicale les dysentéries, hépatites et fièvres graves des pays chauds (mais à un moindre degré que ceux-ci), et les affections rhumatismales, assez fréquentes à constater dans cette relâche.

Une nouvelle traversée nous ramena du Pérou à Valparaiso, pour y recevoir l'ordre de nous rendre une seconde fois dans le Guayas, où l'escadre de l'amiral Febvrier des Pointes allait réclamer réparation des injures faites l'année précédente au pavillon français, et cette destination ne me permit pas d'observer une affection qui régna à Lima peu après notre départ, et que quelques médecins croyaient pouvoir rattacher à la fièvre jaune; tandis qu'un de nos collègues et ami, Gras, chirurgien-major de la corvette *la Brillante*, n'y vit avec raison qu'une recrudescence de fièvres rémittentes guéries par le quinquina.

Pendant toute cette période de notre campagne, *la Prudente* ne compta, comme on l'a vu, que peu de malades, à l'exception de ceux assez nombreux qui furent atteints d'affections vénériennes, et ce fait est dû en partie à la rapidité de nos relâches, qui, dans la plupart des ports que nous avons nommés, ne dépassèrent pas trois ou cinq jours, et ne permettaient pas de ressentir les influences morbifiques locales.

CHAPITRE VIII.

SECOND VOYAGE A GUAYAQUIL, ET RELACHE AUX MARQUISES ET A TAITI.

Notre retour, le 16 avril 1853, à l'entrée du Guayas, où nous devancions de trente-six heures la division navale de l'amiral Febvrier des Pointes, composée de la frégate *la Forte*, du vapeur *le Prony*, et du brick *l'Obligado*, fut signalé par la réapparition des fièvres que nous y avions observées déjà l'année précédente et qui atteignirent quelques hommes à bord de tous les navires, principalement pendant les huit jours de mouillage à la Puna, au milieu de bancs de vase découvrant à marée basse et formant ainsi un vaste foyer d'infection paludéenne.

Ces fièvres offrirent, à cette époque, une gravité plus considérable que celle que j'avais constatée dans le plus grand nombre des cas de la première relâche, et presque toujours une marche insidieuse qui rend nécessaire une surveillence attentive des symptômes.

Les accès étaient irréguliers, rémittents, et caractérisés plutôt par un abattement extrême du malade et une dépression rapide des forces vitales que par une accélération très-notable du pouls, qui était petit et souvent irrégulier ; point de frissons prolongés, phénomène rare dans les affections paludéennes des pays chauds, mais malaise général ; douleurs erratiques le long de la colonne rachidienne, principalement aux lombes et aux cuisses, et chaleur à la peau moins prononcée que dans les cas de notre premier séjour.

A ces symptômes, se joignait un état saburral des voies digestives, ainsi qu'une anxiété extrême des malades, qui s'exagéraient promptement le danger de leur état ; fait particulièrement remarqué chez la femme d'un gendarme que nous devions transporter à Taïti.

Malgré leur gravité, ces fièvres, qui se multiplièrent pendant un mois de séjour devant Guayaquil, firent peu de victimes dans nos équipages; la frégate *la Forte* perdit seule deux matelots, et il est presque inutile de dire que la guérison de nos malades doit être entièrement attribuée à l'administration à haute dose du sulfate de quinine, avec l'aide des moyens auxiliaires dont nous avons apprécié les indications dans une autre partie de ce travail.

Nul médicament ne s'est encore élevé au degré de succédané du remède héroïque tiré des cinchonas, et nul ne peut, à notre avis, non-seulement lui être suppléé, mais le remplacer momentanément dans la thérapeutique des fièvres graves des pays chauds; les remèdes qu'on a vantés sous ce rapport peuvent cependant trouver aussi leur emploi pour combattre ces fièvres, mais ce n'est que dans les cas où la maladie est ancienne, a récidivé plusieurs fois, et a imprimé à la constitution le cachet morbide tout particulier qui constitue la cachexie.

C'est alors qu'on doit avoir recours également aux corroborants, aux toniques et aux analeptiques; car il ne s'agit plus de combattre une maladie franche, mais de fournir à notre organisme les moyens de résister à une affection qui a, en quelque sorte, élu domicile dans la plupart des fonctions et des organes du corps.

Malheureusement les ressources du bord sont loin d'être suffisantes pour remplir les conditions multiples du traitement des convalescents de ce genre, surtout dans les campagnes tropicales, où l'élévation de la température ne permet pas la conservation prolongée des vivres frais, si utiles en pareilles circonstances.

La soustraction du malade à l'ensemble de causes qui ont déterminé, entretiennent et aggravent la maladie, est le seul moyen assuré de guérison, et l'on ne doit pas oublier que les conditions fâcheuses de logement et de bien-être des petits navires rendent les bricks et corvettes tout à fait impropres à tout transport des malades de cette catégorie.

Nous en eûmes bientôt la preuve par suite de l'embarquement à bord (malgré notre résistance) d'un second maître de *l'Obligado*, épuisé par de longs mois de fièvre contractée dans le centre Amérique. Cet homme présentait dès lors les caractères irrécusables d'une cachexie paludéenne avancée : teinte jaune-paille de la face, flaccidité des chairs, atonie des organes digestifs, gonflement de la rate, disposition aux hémorrhagies passives, accès fébriles plutôt devinés que constatés, et consistant en douleurs vagues et débilités subites sans stades ni prodromes franchement accusés. Il languit ainsi pendant toute notre traversée de Guayaquil aux Marquises et à Taïti, malgré tous nos soins, et nous fûmes obligé de le laisser à l'hôpital de cette dernière colonie, presque mourant d'hémorrhagies intestinales qui ne pouvaient lui permettre d'affronter sans danger imminent les fatigues du passage du cap Horn.

Tels sont les seuls faits médicaux importants de notre dernier temps de séjour sur les côtes occidentales d'Amérique et de nos traversées successives de Guayaquil à Nuka-Hiva, et de ce point à Papeete, qui comprirent une partie des mois de mai et juin.

Notre relâche aux Marquises et à Taïti, dont le climat admirable justifie bien les éloges prodigués par tous les navigateurs, présente quelques faits intéressants.

Ceux observés à Taio-Haé, seul point des Marquises sérieusement occupé par nos troupes, se rapportent presque tous au virus syphilitique, qui revêt, dans ces îles, un cachet particulier de gravité par l'apparition du bubon d'emblée, nié par quelques auteurs; je l'ai rencontré sur deux hommes du bord, mariés en France, et chez lesquels l'examen le plus scrupuleux et le plus complet ne put me faire reconnaître aucune trace d'infection, et ce fait pathologique a été du reste trop fréquemment vérifié dans les îles de l'Océanie pour qu'on ne doive pas en admettre la possibilité.

Taïti a été l'objet de trop de communications médicales pour que je veuille parler longuement des maladies qu'on y observe ; je rappellerai seulement celles qui se présentèrent à moi dans mes visites journalières à l'hôpital de la marine, et en particulier les maladies syphilitiques, dont l'influence doit presque seule donner l'explication de la diminution énorme et constante de la population indigène. Cook trouva, dit-on, 120,000 habitants dans la seule île de Taïti, qui en renferme 10 ou 12,000 de nos jours.

Les uréthrites et vaginites y sont tellement communes qu'on ne tient guère plus de compte de leur apparition que de leur traitement, et il en est presque ainsi de la plupart des autres maladies vénériennes par l'insouciance extrême des Taïtiens et Taïtiennes, et leur répugnance pour toute médicamentation prolongée.

Un grand nombre de malades des deux sexes présentaient, à la consultation du matin, des ulcérations tellement profondes et étendues, à la partie supérieure des cuisses et au pourtour des organes génitaux, qu'il était impossible de méconnaître dans ces accidents l'ancienneté de l'invasion et la négligence de tout autre soin que le simple lavage.

L'alimentation, presque exclusivement composée de poisson et de végétaux, semble du reste peu favorable à l'efficacité des traitements, presque toujours incomplets, auxquels on réussit quelquefois à soumettre les indigènes.

Pendant notre séjour à Papeete, siége du protectorat, régnait une véritable épidémie de bronchite et de grippe, attribuée à un léger abaissement de la température, ordinairement si uniforme et si tempérée, des îles de la Société, et toute la population en fut atteinte jusqu'à la reine Pomaré, qui fut obligée, pour cette cause, de faire prononcer son discours du trône, à l'ouverture des Chambres (à laquelle nous assistions), par le prince consort Arii-Faïté.

L'hôpital renfermait aussi un assez grand nombre de Canaques des îles Pomotou, employés aux travaux du gouvernement, et atteints de phthisie pulmonaire très-avancée, maladie qui n'épargne pas les Européens à Taïti, ainsi que quelques voyageurs l'ont prétendu.

Aucune de ces dernières affections n'envahit notre équipage, qui, parfaitement acclimaté et habitué aux fatigues, nous avait fourni peu de malades depuis le commencement de l'année 1853. Je dois même noter, mais comme fait extraordinaire, l'absence de toute maladie vénérienne contractée à Taïti pendant une relâche de plus d'un mois, malgré la liberté extrême des communications du bord avec la terre.

Du reste, il nous serait assez difficile d'établir sous ce rapport, et d'après nos observations particulières, une opinion raisonnée sur le danger relatif des relâches dans les divers ports de la mer du Sud. Notre équipage, ainsi que celui de la plupart des navires de la station, obtint peu de permissions générales de descendre à terre, par suite des désertions que devait faire craindre l'attrait tout-puissant du voisinage de la Californie; la première de ces permissions fut donnée à Guayaquil plus d'un an après le départ de France, une deuxième à Chiloé, puis à Coquimbo, et plus tard enfin aux Marquises et à Taïti; sans compter les communications limitées des canotiers dans tous les autres ports, particulièrement à Valparaiso et au Callao; et les cas d'infection furent assez peu nombreux.

Sans donc m'arrêter à des détails pathologiques ou thérapeutiques sans intérêt, je crois cependant pouvoir avancer que, toutes choses égales d'ailleurs, les chancres contractés à Valparaiso m'ont toujours paru présenter plus de gravité et plus de résistance à la cicatrisation; il y a souvent chez eux tendance au phagédénisme, masqué par une sorte de couche pseudo-membraneuse, qui résiste à la plupart des caustiques employés pour la faire disparaître, et je dois ajouter que l'iodure de potassium en solution concentrée fait alors merveille en applications locales.

Un seul cas de syphilis mérite d'être cité, c'est celui d'un matelot du commerce, qu'un acte d'insubordination fit mettre à bord de notre corvette sur la rade de Valparaiso. Cet homme avait eu pour première infection, en 1849, une uréthrite guérie par les indications d'un pharmacien de Nantes; puis une seconde affection du même genre en 1852, au moment de reprendre la mer. L'uréthrite, négligée pendant plus de six mois, persistait encore lors de l'embarquement de ce matelot; mais elle était sur le point de céder au copabu et au cubèbe, quand il survint tout à coup une éruption presque générale de taches arrondies, de couleur cuivrée caractéristique, et de dimensions variables, atteignant quelquefois le diamètre d'une pièce de 5 francs.

Ces taches, qui occupaient particulièrement l'abdomen, mais siégeaient aussi sur les membres supérieurs et inférieurs et sur le thorax, ne cédèrent que difficilement à un premier traitement par le proto-iodure de mercure; elles pâlirent d'abord, puis diminuèrent d'étendue et de nombre, principalement sur les parois latérales de l'abdomen, mais ne disparurent complétement que plusieurs mois après, à la suite d'un second traitement et de bains sulfureux et mercuriels, prescrits à l'hôpital de la marine de Brest, où le malade avait été dirigé dès l'arrivée de la corvette (1).

CHAPITRE IX.

RETOUR EN FRANCE; TRAVERSÉE DE TAITI A BREST, AVEC RELACHE A BAHIA (BRÉSIL)

(Juillet — décembre 1853).

L'histoire médicale de la fin de notre longue campagne est presque tout entière dans l'observation des symptômes fournis par le malade dont je viens de parler, et de ceux présentés par trois passagers dits convalescents, qu'il m'avait été impossible de refuser au départ de Papeete.

L'un de ces derniers était atteint d'aliénation mentale, suite d'in-

(1) Une prescription ministérielle interdit tout débarquement ou congédiement de matelot atteint d'affection syphilitique ou de nature contagieuse.

solations fréquentes, auxquelles ses fonctions de gendarme l'avaient exposé pendant un long et pénible séjour dans les ilots madréporiques qui constituent la chaîne d'Anaa (îles Pomotou); et les deux autres rentraient en France pour phthisie assez avancée, qui avait donné lieu à des hémoptysies répétées.

Le premier me donna peu d'occupations pendant la première partie de la traversée de Papeete à Bahia, à part les soins incessants de propreté que son état de gâteux rendait nécessaires; mais cette tranquillité cessa bientôt dès que la corvette eut quitté les régions froides et humides du sud de l'océan Pacifique et du cap Horn pour les côtes du Brésil; il eut alors deux accès de folie furieuse auxquels remédièrent, ou plutôt que pallièrent, les émissions sanguines abondantes et l'emploi des révulsifs externes. Dès ce moment, une grande surveillance fut constamment indispensable pour éviter les accidents que pouvaient faire craindre deux tentatives d'homicide au commencement des crises qui reparurent une fois dans la traversée de Bahia à Brest, et je fus du reste singulièrement aidé dans le traitement par la crainte salutaire que j'avais pu inspirer au malade pour l'infirmier du bord, bien qu'il y eût disproportion complète de forces et de stature entre le surveillant et celui qu'il gardait; je pus ainsi laisser presque constamment libre notre passager, qui, dès l'arrivée à Brest, dut être dirigé sur une maison d'aliénés.

Quant aux deux phthisiques, l'un d'eux présenta seul une rechute d'hémoptysie au passage du cap Horn, et leur traitement se composa naturellement de lichen en boissons, de préparations de fer, de quinquina, et quelquefois d'opium, jusqu'à l'arrivée en France.

A ces affections, se joignirent quelques angines et bronchites pendant le premier mois de la traversée, pendant lequel nous fûmes presque constamment soumis à une température froide et humide; quelques panaris et douleurs rhumatismales parurent aussi en doublant le cap Horn, mais ces diverses maladies présentèrent peu de gravité, et cédèrent aux moyens ordinaires de traitement.

Une relâche de dix jours à Bahia, où la fièvre jaune n'existait plus depuis environ un mois (septembre 1853), n'offrit également rien de remarquable, ainsi que notre dernière traversée du retour à Brest, fait qui confirme la proposition que j'avais émise, en commençant ce travail, sur la différence essentielle qui existe dans le nombre des affections du début et de la fin d'une longue campagne de mer à bord d'un navire pourvu du même équipage.

Les matelots se sont habitués lentement à la vie toute exceptionnelle qui naît d'une navigation presque constante, et supportent facilement les variations brusques de température et de climat auxquelles les exigences du service les soumettent souvent ; la santé générale a gagné, et nul doute que les équipages ainsi préparés n'aient une supériorité tout aussi marquée au point de vue de la résistance aux maladies que sous le rapport militaire ; mais cette supériorité ne se retrouve plus quand on examine certains hommes de l'équipage, qui, éprouvés par les maladies endémiques ou épidémiques des pays parcourus, ne peuvent retrouver à bord les conditions indispensables au rétablissement d'une constitution affaiblie.

Les campagnes de mer ne peuvent donc pas dépasser certaines limites de temps sans danger ; si les nécessités de la politique forcent à suivre une autre conduite, il devient indispensable de remplacer un tiers environ de l'équipage ancien par des nouveaux venus, plus aptes à supporter le lourd métier de marin.

Qu'on ne croie pas cependant que la navigation soit par elle-même une cause dominante des maladies de l'homme de mer ; *la Prudente* fut presque constamment éloignée des côtes pendant toute l'année 1853, et c'est pourtant pendant ce temps, qui correspond à plus de fatigues pour l'équipage et à une nourriture moins réparatrice, qu'elle a compté le moins de maladies et les cas les moins graves. C'est qu'un voyage de long cours n'est rien par lui-même, comme l'a fait remarquer M. Lesson dans son rapport du voyage de *l'Astrolabe*, en développant la remarque célèbre de Rouppe : *Docet experientia nautas melius se habere in mari quam in portu aut vado* (1). Une flotte immense de navires de commerce exécute chaque année de très-longues traversées dans des conditions bien plus fâcheuses que celles des navires de guerre, et ce n'est pas en tenant le large que leurs équipages ont des risques à courir ; c'est en explorant de près les terres, en relâchant dans des ports malsains, c'est en touant les navires à travers les récifs ou dans le service pénible des embarcations, sous un ciel ardent, qu'ils tombent malades.

Une seule affection pourrait résulter des longues traversées, et nous l'avons en effet retrouvée sur quelques-uns des navires qui transportaient les émigrants en Californie et franchissaient sans relâcher la distance qui sépare l'Europe de l'Eldorado moderne ; mais le scorbut est aujourd'hui fort rare dans la marine de guerre, qui n'a plus à craindre de nos jours des désastres si souvent observés dans les grands voyages du siècle dernier et du commencement du nôtre, particulièrement pendant et après le passage du cap Horn (2).

Je n'eus pas l'occasion d'en observer un seul cas à bord pendant toute la campagne, et je rapprocherai de ce fait une observation que j'ai négligée jusqu'à ce moment, celle d'un assez grand nombre d'héméralopies traitées principalement pendant les relâches d'Arica, du Callao, en Océanie, et à Bahia.

On a voulu quelquefois établir une relation étroite entre ces deux affections ; mais je ne connais pas personnellement un seul fait qui puisse venir à l'appui de cette opinion, bien que j'aie observé un très-grand nombre de scorbutiques à Terre-Neuve pendant près de trois années de séjour dans les îles Saint-Pierre et Miquelon, et durant deux campagnes dans les mêmes parages en 1846 et 1854.

Le scorbut est une maladie par causes négatives, qui doit forcément disparaître par les progrès de l'hygiène navale, et qu'un mé-

(1) Lud. Rouppe, *de Morbis navig.*, p. 60 ; Lugd. Batav., 1764.

(2) Voir la mortalité énorme de l'escadre de l'amiral Anson.

decin de la marine doit constamment s'efforcer de prévenir par l'éloignement ou l'atténuation des causes qui président le plus souvent à son apparition à bord.

Ces causes principales sont, on le sait, l'insuffisance et le peu de puissance réparatrice de la nourriture du bord, son *uniformité* trop constante (condition prédominante à notre avis), et de plus l'impression d'une température humide et l'application directe et prolongée du froid sur le corps ; or toutes ces conditions se trouvent en quelque sorte réunies au cap Horn, spécialement à bord des navires à voiles, où il est presque impossible d'assécher le faux-pont ou les batteries, et de remédier à l'humidité qui imprègne tous les vêtements des hommes après quelques jours de quart.

Néanmoins on doit employer alors, dans ce double but, les réchauds de charbon ou toute autre source de chaleur, promenés et maintenus dans les diverses parties du navire, et le nombre croissant des bâtiments à vapeur employés dans les stations éloignées permettra bientôt de profiter des fourneaux de la machine, pour faire passer devant leur feu et par division les hommes mouillés pendant le service du pont.

L'embarquement d'animaux vivants toutes les fois qu'on prend la mer pour un long temps, la permission de pêche dans un des grands canots de bord sur les rades où le poisson n'offre aucun danger, l'introduction dans la ration de la plus grande quantité possible de végétaux frais, l'usage habituel des bières fournies par certains arbres et dans certaines campagnes (1), l'acidulage du charnier et les distributions sagement calculées de vin chaud à l'équipage, sont autant de moyens auxquels il ne faut pas manquer aussi d'avoir recours, et qui ont autant d'importance que l'usage du suc de citron, ou *lime juice*, recommandé par Lind et tous ceux qui l'ont suivi.

C'est à l'ensemble de ces mesures préventives, prises d'accord avec

(1) Bière de spruce, réglementaire à la station de Terre-Neuve, etc.

un de nos commandants dont la marine déplore la perte récente (1), que nous avons dû, dans une campagne de Terre-Neuve, préserver complétement l'équipage du *Caméléon* du scorbut qui avait envahi les autres navires de la station, et frappé spécialement la frégate *la Constitution* (2).

Je dois enfin noter l'absence complète de coliques sèches durant notre longue campagne, pendant laquelle j'eus à traiter 293 affections du ressort de la clinique interne, 138 de la clinique externe, et 40 maladies vénériennes, soit 471 cas particuliers ayant nécessité 4,666 exemptions de service, et déterminé 5 décès ainsi répartis : fièvre jaune, 1; phthisie, 2, et dysentérie, 2; plus 3 renvois en France, reconnaissant pour cause la phthisie, funeste à deux des malades, et la dysentérie guérie chez le troisième.

Je regrette de ne pouvoir joindre à cette longue relation un aperçu sommaire de la topographie médicale des îles Sandwich et des principaux ports du centre Amérique, que *la Prudente* n'a pas visités, bien qu'ils fassent partie de l'étendue de la station des côtes occidentales d'Amérique. Je ne ferai donc qu'indiquer que deux affections semblent y dominer toutes les autres par leur gravité et le nombre de leurs manifestations : la syphilis, à Honololu et autres ports du même archipel ; la maladie à quinquina, dans presque tous les points des républiques centrales du Nouveau Monde, tout particulièrement à Pueblo-Nuevo, Boca-Chica, Punta-Arenas, golfe Dulce, Istapa, Acajulta, San-José, etc., à l'exception d'Amapala, seul village de l'île du Tigre qui présente de meilleures conditions.

---

(1) M. Barbet, capitaine de vaisseau.

(2) Année 1854.

QUESTIONS

SUR

LES DIVERSES BRANCHES DES SCIENCES MÉDICALES.

Physique. — De la température en général et en particulier chez l'homme.

Chimie. — Des caractères du proto-azotate de mercure.

Pharmacie. — De la composition du vinaigre; traiter des préparations dans lesquelles il entre soit comme base, soit comme véhicule.

Histoire naturelle.—Des caractères de la famille des cucurbitaeées.

Anatomie. — Des vaisseaux artériels du globe de l'œil et de ses dépendances.

Physiologie. — De l'accommodation de l'œil pour la vue à diverses distances.

Pathologie interne. — De la fièvre en général.

Pathologie externe. — Des tumeurs développées soit dans la cavité, soit dans les parois du sinus maxillaire.

Pathologie générale. — Des altérations de composition du sang dans les maladies.

Anatomie pathologique. — Des hémorrhagies cérébrales et cérébelleuses, sous le rapport du siége des foyers sanguins et des changements qui s'y opèrent.

Accouchements. — De l'hydrorrhée (perte d'eau) pendant la grossesse.

Thérapeutique. — De l'action thérapeutique du froid.

Médecine opératoire. — Du traitement des pseudarthroses.

Médecine légale. — Des hermaphrodismes.

Hygiène. — Des âges, considérés dans leurs rapports avec la santé.

Vu, bon à imprimer.

BOUCHARDAT, Président.

Permis d'imprimer.

Le Vice-Recteur de l'Académie de Paris,

CAYX.

www.ingramcontent.com/pod-product-compliance
Ingram Content Group UK Ltd.
Pitfield, Milton Keynes, MK11 3LW, UK
UKHW021205220726
13924UKWH00003B/1344